Carl-Auer

Frederic Linßen

Angenommen, es gäbe ein Wundermittel ...

Die Changers-Intervention – Placebo gezielt nutzen

Mit einem Vorwort von Ben Furman

2025

Themenreihe »Reden reicht nicht!?«
hrsg. von Michael Bohne, Gunther Schmidt und Bernhard Trenkle
Reihengestaltung: Uwe Göbel
Umschlaggestaltung: Melanie Szeifert
Umschlagmotiv: mind-changers • www.mind-changers.de
Redaktion: Veronika Licher
Satz: Drißner-Design u. DTP, Meßstetten
Printed in Germany
Druck und Bindung: CPI books GmbH, Leck

FSC www.fsc.org MIX Papier | Fördert gute Waldnutzung FSC® C083411

CPI klimaneutral Mehr Bäume.Weniger CO_2

Erste Auflage, 2025
ISBN 978-3-8497-0584-8 (Printausgabe)
ISBN 978-3-8497-8527-7 (ePUB)

Bibliografische Information der Deutschen Nationalbibliothek:
Die Deutsche Nationalbibliothek verzeichnet diese Publikation
in der Deutschen Nationalbibliografie; detaillierte bibliografische
Daten sind im Internet über http://dnb.d-nb.de abrufbar.

Informationen zu unserem gesamten Programm, unseren Autoren
und zum Verlag finden Sie unter: **https://www.carl-auer.de/**
Dort können Sie auch unseren Newsletter abonnieren.

Carl-Auer Verlag GmbH
Vangerowstraße 14 • 69115 Heidelberg
Tel. +49 6221 6438-0 • Fax +49 6221 6438-22
info@carl-auer.de

Inhalt

Vorwort von Ben Furman

In meinem Heimatland Finnland gab es eine Zeit, in der Ärzte Placebotabletten verschreiben konnten und Apotheker sie, ohne zu fragen, ausgaben. Viele Ärzte nutzten diese Möglichkeit, mit bemerkenswerten Ergebnissen. Etwa zu der Zeit, als ich meine medizinische Laufbahn begann, verschwanden sie jedoch aus den Apotheken. Einige wichtige Meinungsführer hatten beschlossen, dass die Verabreichung von Placebos ohne Information der Patienten unethisch sei. Die Ära der Verschreibungen von Placebos ging mit einem Schlag zu Ende, und das Kind wurde tragischerweise mit dem Bade ausgeschüttet. Aber wo ein Wille ist, gibt es oft auch einen Weg: Ärzte konnten immer noch Medikamente verschreiben, die laut Forschung zwar wenig wirksam, aber auch wenig schädlich waren – und konnten damit den Placeboeffekt weiterhin nutzen.

Nach Abschluss meines Medizinstudiums arbeitete ich als Allgemeinmediziner in einem ländlichen Teil Finnlands. Viele meiner Patienten litten an hartnäckigem Husten, der durch eine Erkältung verursacht wurde. Wenn sie zu mir kamen, erwarteten sie ein Rezept – einen greifbaren Beweis dafür, dass ihr Leiden behandelt würde. Ich wusste sehr wohl, dass kein Medikament die Erkältung heilen konnte, aber die Weigerung, etwas zu verschreiben, hätte sie enttäuscht. Schließlich gab es eine kulturelle Erwartung: Ein Arzt muss eine Diagnostik durchführen, Medikamente verschreiben und beruhigend auf den Patienten einwirken.

Da kam mir eine Idee: Früher hatten die Ärzte auf ihren Rezepten für Hustenmittel bestimmte Inhaltsstoffe angegeben wie z. B Alkohol, Kräuterextrakte, Ammoniumchlorid, die die Apotheker sorgfältig zu einem individuellen Mittel mischten. Die Herstellung individueller Rezepturen gehörte nicht gerade zu ihren Lieblingsaufgaben, weil sie zeitaufwendig, arbeitsintensiv und kaum rentabel war. Nichtsdestotrotz griff ich diese frühere Praxis auf und stellte Rezepte mit individuellen Verschreibungen aus.

Etwas für mich Faszinierendes geschah: Die Patienten kamen zurück und berichteten mir, dass mein »spezielles« Hustenmittel Wunder gewirkt hatte. Es sprach sich in der Gemeinde herum, dass der neue junge Arzt ein Geheimrezept habe – ein exklusives Mittel, das nicht im Handel erhältlich war, sondern speziell nach seinem Rezept angemischt werden musste. Es dauerte nicht lange, und die Patienten suchten mich gezielt auf, um dieses angebliche Wundermittel zu bekommen.

Diese Erfahrung bestätigte eine wesentliche Wahrheit: Die Verschreibung von Medikamenten ist ein Ritual, und oft spielt die pharmakologische Komponente im Heilungsprozess nur eine untergeordnete Rolle. Nehmen wir Antidepressiva: Sie sind weit verbreitet – erstaunlich weit. Einigen Statistiken zufolge nehmen bis zu 40 % der Frauen mittleren Alters Antidepressiva ein, um ihre Stimmung zu regulieren. Kritische Untersuchungen zeigen jedoch, dass diese Medikamente oft nicht wirksamer sind als Placebos, trotz ihrer oft unangenehmen und manchmal auch gefährlichen Nebenwirkungen. Bei der weit verbreiteten Verschreibung von Antidepressiva geht es also nicht nur um deren pharmakologische Eigenschaften. Es handelt sich um ein modernes schamanistisches Ritual, das nicht nur bei Ärzten, sondern auch in der Gesellschaft erfolgreich vermarktet wird.

Glücklicherweise ist die Geschichte der Placebos noch nicht zu Ende. Sie erleben derzeit ein Comeback. Spannende Forschungsarbeiten haben nämlich gezeigt, dass Placebobehandlungen auch dann wirksam sein können, wenn sich die Patienten völlig bewusst sind, dass sie eine inaktive Substanz einnehmen.

Während meiner psychiatrischen Ausbildung in den 1980er Jahren habe ich einige Jahre in einem psychiatrischen Krankenhaus gearbeitet. Die Patienten klagten häufig über Angstzustände, Depressionen oder Schlaflosigkeit und baten um Medikamente. Manchmal, wenn ich zögerte, Benzodiazepine oder andere Beruhigungsmittel zu verschreiben, entschied ich mich für ein Placebo – aber ich war dabei immer transparent. Ich sagte nicht: »Ich verschreibe Ihnen jetzt ein Placebo«, sondern: »Ich gebe Ihnen eine Tablette, die nicht die starken Substanzen mit all ihren Nebenwirkungen enthält, aber viele Menschen haben sie als hilfreich empfunden, und ich glaube, dass Sie davon profitieren könnten. Ist das in Ordnung?« Die Patienten stimmten meist zu – und bemerkenswerterweise verspürten sie fast immer eine Linderung. Einige schliefen tief und fest, andere überwanden ihre Ängste, und einige spürten sogar eine Verbesserung ihrer Stimmung.

Im Nachhinein betrachtet war es nicht nur die Pille, die half – es war die Interaktion. Ich habe den Patienten zugehört, sie ernst genommen und ihr Bedürfnis nach einer Verschreibung anerkannt, sie aber gleichzeitig vor den schädlichen Nebenwirkungen stärkerer Medikamente geschützt. Der Akt des Verschreibens selbst – das Ritual – erfüllte ihre Erwartung, Medizin zu erhalten, und vielleicht auch meine eigene Erwartung, ein Arzt zu sein, der greifbare Hilfe leistet.

Die in diesem Buch vorgestellte Changers-Intervention nutzt die bekannten Prinzipien des Heilrituals, geht aber über diese noch hinaus: Sie erarbeitet die individuellen Heilungserwartungen des Patienten und kombiniert sie mit der Heilkraft positiver Bilder.

Wir schulden den Forschern, die ihre Karriere der Erforschung des Placeboeffekts gewidmet haben, sowie Autoren und Innovatoren wie Frederic Linßen, die daran arbeiten, das wiederzubeleben und weiterzuentwickeln, was fast verloren war, großen Dank. Sie erinnern uns daran, dass die Kraft der Heilung weit über die chemischen Eigenschaften eines Medikaments hinausgeht. Das Ritual der Verschreibung, die Bindung zwischen Heiler und Patient, die Vorstellungskraft des Patienten und sogar die kulturellen Erwartungen, sie alle spielen eine wichtige Rolle im Heilungsprozess.

Ben Furman
Helsinki, im Februar 2025

1 Einleitung

1.1 Neulich beim Bäcker ...

Vor einigen Jahren erzählte mir mein finnischer Kollege und Freund Ben Furman bei einem guten Glas Rotwein von seinem Projekt zu einer Placebo-Intervention – eines der zahlreichen Projekte, die dieser kreative Geist im Laufe der letzten Jahre entwickelt hatte. Ben experimentierte eine Zeit lang mit seinen als *Suggestin* benannten Placebopillen, die er in einem braunen Glasfläschchen verpackt Klient:innen[1] mit einer individuell entwickelten Suggestion auf den Weg gab. Als Psychiater ausgebildet, war es ihm nicht fremd, Medizin zu verschreiben. Er kannte den Zauber, den die Rituale des Arztbesuches, der Diagnose und der Verschreibung eines Präparats mit sich brachten, und nutzte ihn gezielt für sein offenes Placebo. Leider wurde dieser vielversprechende Ansatz nicht weiterentwickelt und nicht zur Marktreife gebracht. Es blieb bei einem eher experimentell angelegten Pilotprojekt. Mich aber begeisterte seine Idee. Als lösungsfokussiert praktizierender Coach und Lehrender faszinierte mich die Idee, Klient:innen ein mit Suggestionen gespicktes, *offenes(!)* Placebo mitzugeben, das den begonnenen Veränderungsprozess begleiten sollte. Der Gedanke, meine Klient:innen über das Coachinggespräch hinaus mit einem Präparat zu unterstützen, das mehrere Sinne anspricht und den Coachingprozess in den Alltag hineintransportiert, ließ mich nicht los.

Wenige Wochen nach meinem Treffen mit Ben kaufte ich nach meiner sonntäglichen Joggingrunde beim Bäcker die wohlverdienten Frühstücksbrötchen. In der Auslage wurden verschiedene Backwaren feilgeboten. Neben den frisch duftenden Brötchen gab es allerlei ansprechende Torten, Kuchen und Teilchen. Aus dem Augenwinkel erspähte ich Muffins, die mit kleinen runden Oblaten belegt waren. Mein Blick streifte nur kurz dieses runde Stück Esspapier, auf dem mit Lebensmittelfarbe ein Smiley gedruckt war. »Der Nächste bitte« lenkte meinen Aufmerksamkeitsfokus auf die freundlich lächelnde

1 Um allen Geschlechtsidentitäten gerecht zu werden, werde ich wechselnde Schreibweisen und wechselnde Geschlechtsidentitäten wählen, häufiger aber die weibliche Form nutzen, um der Tatsache Rechnung zu tragen, dass in den Arbeitsfeldern Psychotherapie, Coaching und Beratung mehr Frauen als Helfende und Hilfesuchende zu finden sind.

Verkäuferin. Ich war an der Reihe. Ich bestellte und verließ mit frischen Brötchen im Gepäck die Bäckerei, vorfreudig auf das traute Sonntagsfrühstück mit meiner Liebsten.

Einige Tage später, in einer meiner frühmorgendlichen Wachphasen, in denen mein Körper eigentlich noch schlafen will, mein Geist aber oft schon wach und kreativ wird, fügten sich die Puzzlestücke zu einer Weiterentwicklung von Ben Furmans Suggestin-Projekt zusammen ...

»Könnte man nicht Oblaten mit *individuellen* Zielbildern bzw. Ressourcenbildern bedrucken und Menschen in Veränderungsprozessen als ›psychologische Medizin‹, als eine Art ›Suggestivum‹ mit auf den Weg geben? Vielleicht könnte man diese Oblaten sogar in ein individuell bedrucktes Tablettenröhrchen verpacken, auf dem die spezifischen, individualisierten Ziele bzw. Wirkungen stünden?«[2]

Besessen davon, eine Intervention zu entwickeln, die für Coachee und Coach gleichermaßen hilfreich sein könnte, recherchierte ich in den nächsten Tagen nach Druckereien, die Esspapier bedrucken, nach medizinisch anmutenden Döschen und passenden bedruckbaren Etiketten. Ich fing an, Oblaten mit individuellen Zielbildern beschriften zu lassen, Dosenetiketten mit meinen Coachees individuell zu erarbeiten und in meiner Praxis auszudrucken. Ich wurde mutiger und setzte bald bei den meisten Veränderungsprozessen, die ich begleiten durfte, früher oder später meine *Changers* ein. Die meist positiven Reaktionen der Klient:innen in den Sitzungen, in denen wir ihr individualisiertes Präparat entwickelten, und die Berichte über den Nutzen durch die Einnahme, bestärkten mich, weiterzumachen. Ich sammelte immer mehr Erfahrungen mit unterschiedlichsten Klient:innen mit verschiedensten Themen, Problemen und Störungsbildern. Ich fing an, Kolleg:innen davon zu berichten, und erntete sowohl reges Interesse als auch unverständige Blicke. Ab Ende 2020 begann ich, Teilnehmenden in meinen Weiterbildungen und Online-Kursen von der Changers-Intervention zu berichten und sie in Livedemonstrationen vorzustellen. Im darauffolgenden Jahr gründeten mein damaliger Partner Andreas und ich die Firma *mind-changers,* entwickelten das Produkt weiter und

2 Rückblickend erscheint die Kombination von Medizin und Bäckerei in einer Intervention biografisch gesehen durchaus nachvollziehbar: Während meine französischen Großeltern mütterlicherseits beide als Ärzte tätig waren, führte mein deutscher Großvater eine kleine Bäckerei und Konditorei. Manchmal fällt der Apfel wirklich nicht weit vom Stamm.

erstellten die Website *www.mind-changers.de,* auf der seitdem Coachs, Therapeut:innen und Endkund:innen Changers bestellen können. Inzwischen ist die erste Wirksamkeitsstudie abgeschlossen und ich habe begonnen, auf Konferenzen und Kongressen Kolleg:innen darin zu schulen, diese neuartige Intervention einzusetzen.

Mit dem vorliegenden Buch möchte ich

a) meine praktischen Erfahrungen teilen,
b) die der Intervention zugrunde liegenden Wirkprinzipien erklären,
c) einen Leitfaden zur Anwendung mitgeben,
d) typische Anwendungsfragen beantworten und
e) den Stand der Forschung berichten.

Ich habe versucht, dieses Buch in einer sinnvollen Reihenfolge aufzubauen. Wenn du[3] aber interessiert bist, gleich zu einem anderen Kapitel zu springen, bist du eingeladen, dies zu tun. Dennoch empfehle ich, dieses Buch vollständig zu lesen, da sich durch die Lektüre nur einzelner Kapitel nicht ein Gesamtverständnis der Möglichkeiten, Risiken und positiven Nebenwirkungen der Changers-Intervention erschließt.

1.2 Erkenntnis allein reicht nicht

Die Erkenntnisse, die Menschen in therapeutischen oder Coachingprozessen über sich, ihr Werden, über ihre heutigen intrapsychischen Problemmuster und interpersonellen Beziehungsdynamiken erlangen, können ein wichtiger Startpunkt sein. Sie können sinnstiftend und klärend wirken. Das Verstehen und die gewonnenen Erkenntnisse über sich können ein Teil der Veränderung, der »Heilung« sein. Aus diesen Reflexionen und Analysen von Problemen können Ideen zu Zielen und Veränderungen entwickelt werden.

Erkenntnisse und konstruktive Veränderungsideen, die, unabhängig von einer eingehenden Problemanalyse, eher lösungsorientiert auf

3 Du bist angesprochen. Da ich nicht fragen kann, ob das »Sie« oder das »Du« für die Lektüre angenehmer und hilfreicher ist – so wie ich dies meine Klient:innen zu Beginn der ersten Sitzung frage –, erlaube ich mir, die persönlichere Ansprache, das kollegiale »Du« zu wählen, die Ansprache, die ich auch für mich in den meisten Kontexten mehr schätze.

der Basis von Wünschen, Zielen, Ressourcen und »guten Momenten« entwickelt werden können, sind meist ein wichtiger Bestandteil des Wandels.

Doch woraus auch immer sich Ideen für Ziele und Impulse für Veränderung speisen – aus Problem-, Ziel- oder Ressourcenanalyse –, oft reichen sie nicht aus, um nachhaltige Veränderungen zu gestalten.

Auch ohne professionelle Hilfe wissen viele Menschen oft schon, was eigentlich gut für sie wäre. Auf die Frage »Was müsste sich ändern, was müssten Sie denken, fühlen oder tun können, damit sich etwas ändert/verbessert?« haben die meisten Menschen Antworten:

- Ich sollte meine eigenen Grenzen besser wahrnehmen, wahren und für mich einstehen.
- Ich müsste mutig sein, rausgehen und mal neue Menschen ansprechen.
- Ich könnte mich gesünder ernähren und mehr bewegen.
- Ich müsste dreimal tief ein- und ausatmen, bevor ich meinem Kollegen antworte.
- Ich sollte mit meinen Kindern ruhig und klar sprechen, wenn die Situation mal wieder zu eskalieren droht.
- Ich könnte mich daran erinnern, dass mir jetzt, heute nichts mehr passieren kann und alles gut ist.

Was braucht es, damit wir es *tun,* damit wir die guten Dinge, die wir bereits wissen oder mit professioneller Hilfe entwickelt haben, *wirklich umsetzen?*

Das Wissen über eine Problem- sowie Lösungssituation allein reicht allerdings nur selten aus, um die Veränderung in den Alltag zu bringen und dauerhaft neue Muster aufzubauen.

Die Changers schließen die Lücke zwischen Erkenntnis und Umsetzung. Sie helfen nicht nur zu klären, sondern auch umzusetzen, was wir bereits wissen. Sie bieten Unterstützung, uns bewusst und unbewusst auszurichten und zu steuern. Sie helfen uns dabei, uns im Alltag emotional, gedanklich und verhaltensmäßig auf unser Ziel zu fokussieren, uns daran zu erinnern, wohin die Reise gehen soll, und auf dem Weg zu bleiben.

1.3 Eine Wunderpille?

Absurd!
Beim Wort »Wunderpille« schießen einem vermutlich gleich mehrere Fragen durch den Kopf:

- Ist das ethisch vertretbar?
- Verspreche ich meinen Klient:innen nicht zu viel?
- Darf ein offenes Placebo überhaupt anwenden, wenn ich nicht Mediziner:in bin?
- Reicht eine »Pille« überhaupt zur Lösung dieser komplexen Problemlage aus?
- Und was, wenn nicht?
- Möchte ich der Klientin suggerieren, sie brauche etwas von außen, während ich überzeugt bin, dass sie alle Ressourcen in sich trägt?

Absurd?
Vielleicht ist das gemeinsame Entwickeln eines bald materialisierten Wunderpräparats nicht weniger absurd, als eine Klientin zwanzig Minuten und mehr explorieren zu lassen, was sich alles verändern würde, wenn über Nacht ein Wunder geschähe.

In meiner über zwanzigjährigen Praxis und Lehre in lösungsfokussierter Kommunikation in den unterschiedlichsten Anwendungsfeldern, von Psychotherapie über Beratung zu Coaching und Supervision, haben mich immer wieder zwei Fragen beschäftigt:

1) Wie schaffen wir es, Menschen einzuladen, einen hoffnungsvolleren Lösungsgedankenraum zu betreten, in dem sie kreativ-konstruktive Lösungsideen entwickeln können?
2) Wie können wir helfen, die im gemeinsamen Gespräch entwickelten Ziele zu Lösungsschritten werden zu lassen, d. h., wie wird unser Gespräch nachhaltig wirksam und gelebte Wirklichkeit im *Alltag* der Klientin?

Für mich ist seit 25 Jahren der lösungsfokussierte Ansatz nach Steve de Shazer und Insoo Kim Berg[4] eine wunderbare Orientierung und Grundlage in Bezug auf Annahmen, Haltungen und Gesprächsfüh-

4 Z. B. Berg u. Miller (2018) oder de Shazer u. Dolan (2024).

rungstechniken, um Menschen in Veränderungsprozessen zu begleiten. Doch fehlte mir immer wieder eine über das reine Gespräch hinausgehende, nachhaltigkeitsfördernde Intervention, die die Lücke zwischen den Sitzungen schließt.

Wir gehen zwar davon aus, dass die eigentliche Veränderung zwischen den Sitzungen passiert und dass unsere Klient:innen die Anregung/Verstörung/Inspiration aus der Sitzung mitnehmen und in ihren Alltag integrieren. Und ebenso nehmen wir an, dass sie alle Ressourcen in sich tragen, Lösungsschritte zu gehen, um realisierbare Ziele zu erreichen (Miller a. Berg 1997).

Doch oft genug schlägt der Alltag ihnen ein Schnippchen. Mal sind die altbekannten Überzeugungen und gewohnten Verhaltensmuster zu stark. Mal kommen neue Belastungen hinzu, die den Veränderungsfokus ablenken. Und ein anderes Mal ist die Dynamik des Heimatsystems so stark, dass die guten Impulse nicht stark genug waren, um umgesetzt zu werden und im Alltag zu bestehen.

Wir brauchen also ein wirksames Mittel, eines, das diese Lücke schließt. Gesucht ist ein Präparat mit Retardwirkung, ein Mittel, das ein Ressourcendepot aufbaut und die Veränderung täglich (be)fördert.

1.4 An wen richtet sich dieses Buch (und an wen nicht)?

Dieses Buch richtet sich vor allem an Coachs, Therapeut:innen und Berater:innen, die in ihrer Profession aktiv tätig sind, sich bereits umfassend weitergebildet haben und ihr Repertoire um eine kreative, wirkungsvolle Intervention bereichern wollen. Dabei ist es irrelevant, welcher »Schule« sie als Praktiker:in angehören bzw. welchen Ansatz sie gelernt haben. Wie in Abschnitt 12.5 zu lesen sein wird, lassen sich Changers mit unterschiedlichsten Schulen/Ansätzen kombinieren. Dennoch wird es hilfreich sein, zumindest die Prinzipien systemischer, hypnotherapeutischer, hypnosystemischer und lösungsfokussierter Arbeit zu kennen, um die beschriebene Intervention besser zu verstehen und umsetzen zu können.

Dieses Buch richtet sich weniger an Noviz:innen in den oben genannten Arbeitsfeldern. Die hier dargestellte Intervention ersetzt keine grundständige Ausbildung oder berufsbegleitende zertifizierte Weiterbildung in den Feldern (Psycho)therapie, Coaching und Beratung. Dort kann jedoch eine konstruktive Gesprächsführung gelernt werden, die die Basis für den Einsatz der Changers-Intervention bildet.

Dieses Buch liefert u. a.

- Beispiele für die Anwendung der Changers-Intervention,
- eine Anleitung für Profis zur Entwicklung von Changers mit ihren Klient:innen und Coachees,
- Erklärungen zu den Wirkmechanismen und
- Antworten auf Anwendungsfragen.

Das Buch richtet sich weniger an Menschen, die zu Selbsthilfezwecken Changers einsetzen wollen, um ihren eigenen Veränderungsprozess zu befördern (ein entsprechendes Selbsthilfebuch ist in Vorbereitung).

2 Placebo

Für ein besseres Verständnis der Wirkmechanismen der Changers-Intervention lohnt es sich, ein wenig in das spannende Reich der Placeboforschung einzutauchen.

2.1 »Das ist doch alles nur Placebo!«

Diese Aussage hört man häufiger, wenn von sagenhaften Wirkungen neuer Präparate berichtet wird. Je weniger wissenschaftlich evaluiert und je weniger nachvollziehbar der Wirkmechanismus ist, umso eher wird diese Erklärung genutzt. Meist wird damit die Vermutung ausgedrückt, ein Effekt sei »nur eingebildet« und damit »nicht real«.

Doch was bedeutet eigentlich »nicht real«?

Wenn mit »nicht real« gemeint sein soll, dass das Präparat bzw. die Behandlung keinen physischen, körperlich nachweisbaren Effekt hat, dann muss entgegnet werden, dass Placebobehandlungen durchaus auf verschiedenen Ebenen physisch/körperlich nachweisbare Effekte haben können:

- im Stoffwechsel,
- auf hormoneller Ebene,
- auf Neurotransmitterebene,
- in der neurophysiologischen Aktivität.

Und wenn mit »nur eingebildet« gemeint ist, das Präparat sei nicht effektiv/wirksam, dann muss entgegnet werden: Placebos können teilweise beachtliche Effekte/Effektstärken hervorbringen, die sich in einigen Bereichen wenig von den Wirkungen des Verum-Präparats unterscheiden.

Bevor wir jedoch näher in die spannende Welt der Placebos abtauchen, sei Folgendes angemerkt:

Placebos helfen bei Weitem nicht in allen Situationen. Die meisten *körperlichen* Leiden sind mit Medikamenten, die physiologische Wirkstoffe beinhalten, besser behandelbar als mit ihrem Placebo. Auch einige psychische Leiden sind mit Psychopharmaka, die physiologische Wirkstoffe beinhalten, besser behandelbar als mit ihrem

Placebo.[5] Aber gerade im Reich des Psychischen sind beachtliche Placeboeffekte nachgewiesen. Laut Prof. Ulrike Bingel scheint es so, dass Placeboeffekte bei subjektiven Symptomen, wie bei Schmerz, Angst oder Depressivität, stärker seien als bei körperlichen Funktionen, wie beim Blutdruck oder der Funktion von Immunzellen (Bingel, Schedlowski u. Kessler 2019).

Seitdem Forscher:innen Placebos nicht nur zur Kontrolle in Wirksamkeitsstudien zur Überprüfung neuer Wirkstoffe/Medikamente einsetzen, sondern die Placebobehandlungen selbst, ihre Wirkmechanismen und ihre Effekte untersuchen, konnten einige erstaunliche Erkenntnisse gewonnen werden. Um zu verdeutlichen, wozu Placebos bzw. besser gesagt *Menschen, die Placebos einnehmen*, in der Lage sind, möchte ich einige beeindruckende Beispiele geben.

2.2 Zehn verblüffende Befunde aus der Placeboforschung

Viele der im Folgenden genannten Befunde sind dem sehr lesenswerten Buch *Placebo 2.0 – Die Macht der Erwartung* (Bingel, Schedlowski u. Kessler 2019) entnommen und es ist hilfreich, sie zu kennen.

1) Viele Antidepressiva aus der Gruppe der selektiven Serotonin-Wiederaufnahmehemmer (SSRI) sind nicht wirksamer als Placebos. Kirsch et al. (2008) trugen in einer Metaanalyse 35 Studien mit über 5000 Patient:innen zusammen, in die auch die bislang *unveröffentlichten*, unter Verschluss gehaltenen Studien miteinbezogen wurden. Demzufolge ist die antidepressive Wirkung der heute noch weitverbreiteten SSRI-Antidepressiva zum größten Teil auf Placeboeffekte zurückzuführen.
   Die wichtigsten Ergebnisse:
   a) Bei Patienten mit *milden bis moderaten Depressionen* war der Unterschied zwischen Antidepressiva und Placebo statistisch nicht signifikant.

5 Die britische Psychiaterin Dr. Joana Moncrieff gibt Empfehlungen dazu, in welchen Situationen Psychopharmaka angebracht sein können. Sie äußert, dass insbesondere in psychischen Ausnahmesituationen, in Krisenzuständen höchster emotionaler Auslenkung eine zeitlich begrenzte Gabe von Psychopharmaka eine sinnvolle Maßnahme sein könne. Ihre Vorträge und Interviews sind u. a. auf YouTube verfügbar. Empfehlenswert ist z. B »The Myth of the Chemical Cure: The Politics of Psychiatric Drug Treatment«. Verfügbar unter: https://youtu.be/IV1S5zw096U?si=tkZh-r9ptmVqouDv [20.03.2025].

b) Die mittlere Effektstärke der Antidepressiva über alle Studien hinweg lag bei 0,32, was einen kleinen Effekt im Vergleich zu Placebo darstellt.
c) Der durchschnittliche Unterschied zwischen Antidepressiva und Placebo betrug nur 1,8 Punkte auf der HAMD-Skala, der Hamilton-Depressionsskala. Für eine klinisch signifikante Veränderung einer mittelschweren Depression müssen mindestens 10 Punkte, bei einer leichten Depression mindestens 6 Punkte Verbesserung erreicht werden.
d) 82 % der positiven Veränderungen bei den Patient:innen, die Antidepressiva erhielten, traten auch bei den Placebopatient:innen auf.
e) Der Nutzen von Antidepressiva war nur bei Patient:innen mit *sehr schweren Depressionen* statistisch signifikant größer als bei Placebo, und selbst dort war der Unterschied marginal.

2) »Scheinakupunktur« ist wirksamer als Standardtherapie. 2006 hat der Gemeinsame Bundesausschuss (G-BA) Akupunktur für Lendenwirbel- und Knieschmerzen als Behandlungsmethode anerkannt. Die dazu herangezogenen GERAC-Studien *(German Acupuncture Trials)* belegten, dass Akupunktur bei Rücken- und Knieschmerzen wirksamer war als die Standardtherapie (Physiotherapie oder Schmerzmittel). Interessanterweise war aber auch die »Scheinakupunktur«, bei der bewusst falsche Punkte gestochen wurden, genauso wirksam wie die »echte« Akupunktur und der Standardbehandlung überlegen (Haake et al. 2007).
3) Placebos wirken, auch wenn der Patient weiß, dass es sich um ein Placebo handelt. Im Folgenden werden einige Befunde zitiert (nach Ketter 2024). Dies gilt u. a. bei:
   a) Reizdarmsyndrom (Kaptchuk et al. 2010),
   b) chronischen Rückenschmerzen (Carvalho et al. 2016; Kleine-Borgmann et al. 2019),
   c) Aufmerksamkeitsdefizit-Hyperaktivitätsstörung (Sandler a. Bodfish 2008),
   d) Fatigue nach Krebstherapie (Hoenemeyer et al. 2018; Zhou et al. 2019),
   e) allergische Rhinitis (Kube et al. 2021; Schaefer, Harke a. Denke 2016),

   f) arthritische Knieschmerzen (Olliges et al. 2022),
   g) Depression (Kelley et al. 2012; Nitzan et al. 2020),
   h) Migräne (Kam-Hansen et al. 2014),
   i) Schmerzen: Der konditionierte, schmerzlindernde Effekt eines Placebos blieb erhalten, selbst nachdem Patienten aufgeklärt wurden, dass sie ein Placebo erhalten hatten (Schafer, Colloca a. Wagner 2015).

4) Ein bekannter Präparatname verbessert die Wirkung.
   a) Wenn in der Migränebehandlung der Wirkstoff Triptan oder ein Placebo mit dem bekannten Label »Maxalt« verabreicht wurden, waren beide wirksamer, als wenn sie das Label »Placebo« trugen. Interessanterweise war aber das echte Medikament Triptan mit dem Label »Placebo« nicht wirksamer als das wirkstofffreie Placebo mit dem Label »Maxalt«. Das Label kann also die schmerzlindernde Wirkung steigern oder auch schwächen (Kam-Hansen et al. 2014).
   b) Ähnliches gilt für das Label »Aspirin«: Sowohl beim Placebo als auch beim Verum hat das Label »Aspirin« eine zusätzlich schmerzlindernde Wirkung. Ein Präparat mit einem No-Name-Label (Verum oder Placebo) hatte das nicht (Branthwaite a. Cooper 1981).
   c) Ebenso führt ein bekannter Präparatname (»Nurofen«) nicht nur zu besserer Wirksamkeit als die Placebotablette mit einem Generikum-Label, sondern auch zu geringeren Nebenwirkungen (Faasse et al. 2016).

5) Kochsalzlösung hilft bei Parkinson.
   Parkinsonpatient:innen wurde gesagt, sie würden ein neues, stark wirksames Dopaminpräparat erhalten. Tatsächlich erhielten sie nur eine Kochsalzlösung. Mithilfe von Bildern eines Positronen-Emissions-Tomografen konnte nachgewiesen werden, dass vermehrt körpereigenes Dopamin ausgeschüttet wurde.

6) Qualität hat ihren Preis.
   Ein teurer Energydrink führt zu einer höheren Steigerung der kognitiven Leistung als der gleiche Energydrink, der mit einem günstigeren Preis ausgezeichnet ist (Shiv, Carmon a. Ariely 2005).

7) Mithilfe von Placebos lassen sich bessere sportliche Leistungen erzielen.
   a) Höhere Leistungen durch Anabolika-Placebos:

Die erste Placebostudie im Spitzensport wurde 1972 durchgeführt.
Untersucht wurde, welchen Effekt eine erhöhte Erwartung auf die Leistung hat. Erwarteten hochtrainierte Kraftsportler, ein Anabolikum zu bekommen (tatsächlich erhielten sie ein Placebo), konnten sie ihre Leistung signifikant steigern (Ariel a. Saville 1972).

b) Dosis – Wirkung – Erwartungseffekt:
Hochtrainierte Radfahrer erhielten ein »Koffein«-Präparat mit einer der folgenden Informationen
A) Koffeinplacebo, B) wenig Koffein, C) viel Koffein.
Alle erhielten das gleiche verdeckte Placebo!
Die Ergebnisse:
A) Information »Koffeinplacebo« 1,4 % *weniger Kraft (Noceboeffekt*[6]*)*
B) Information »wenig Koffein« 1,3 % mehr Kraft
C) Information »viel Koffein« 3,1 % mehr Kraft
(Beedie et al. 2006)

c) Der Stoffwechsel verändert sich:
Sportler, die nach einem DNA-Test *glaubten,* sie seien genetisch bedingt besonders leistungsfähig, waren in nachfolgenden Tests im CO2–O2-Austausch und im Atemminutenvolumen tatsächlich besser (Turnwald et al. 2019).

8) Packungsbeilagen können Noceboeffekte auslösen.

a) Zirka 25 % von Studienpatient:innen, die mit »cholesterinsenkenden Statinen« behandelt wurden, setzten das Medikament wegen zu starker Nebenwirkungen ab, obwohl sie Placebos erhielten (Rief, Avorn a. Barsky 2006).

b) Mit Finasterid behandelte Patienten, die über negative Nebenwirkungen (verminderter Sexualtrieb, Impotenz) aufgeklärt wurden, berichteten diese dreimal häufiger als

6 Der Noceboeffekt (lat. *nocebo* = »ich werde schaden«) ist das Gegenstück zum Placeboeffekt. Durch negative Erwartungen, Informationen und Lerngeschichten können allerlei Symptome ausgelöst werden, wie z. B. Ängste, Allergien, ein erhöhter Cortisolspiegel, Übelkeit. Nicht selten werden Noceboeffekte durch »Informationen zu Risiken und Nebenwirkungen« auf dem Beipackzettel, durch Einholen von Informationen über eine Krankheit im Internet, durch Erzählungen von Bezugspersonen oder auch durch detaillierte Informationen seitens der Ärztin hervorgerufen. Es wird vermutet, dass ein substanzieller Teil der Impfnebenwirkungen während der Coronapandemie auf Noceboeffekte zurückzuführen war.

Patienten, die die Information nicht erhalten hatten (Mondaini et al. 2007).

c) Zirka 25 % der Studienpatient:innen, die mit »SSRI oder TZA (Antidepressiva)« behandelt wurden, schilderten entsprechende Nebenwirkungen, wie Mundtrockenheit, Benommenheit, Durchfall ..., obwohl sie Placebos erhalten hatten (Mora, Nestoriuc a. Rief 2011).

9) Ein Suizidversuch mit 29 (Placebo-)Tabletten:
Ein Studienpatient kommt schweißgebadet, mit hohem Puls, extrem niedrigem Blutdruck und leerer Tablettendose in die Notaufnahme. Er berichtet, er habe alle Tabletten geschluckt, und bricht dann zusammen. Die Laborwerte sind normal, sein Zustand ist trotz sechs Litern Kochsalzinfusion weiterhin stundenlang schlecht. Erst später, als der Studienarzt eintrifft und ihn aufklärt, dass er in der Placebogruppe war, normalisiert sich sein Zustand und Puls und Blutdruck kehren zurück in den normalen Bereich (Reeves et al. 2007).

10) Auch echte Medikamente können einen Placeboeffekt haben. Die positive Erwartung der Wirkung einer Behandlung ist nicht nur bei wirkstofffreien Placebobehandlungen messbar, sondern auch bei wirkstoffhaltigen Präparaten. Daher
a) sollte besser von Erwartungssteigerungseffekten gesprochen werden;
b) sollten Behandler:innen in Kommunikation geschult werden, die die positiven Erwartungen fördert und krankmachende minimiert – ohne dass Fehlinformationen gegeben werden;
c) sollten Patient:innen bzgl. Placebo- und Noceboeffekten aufgeklärt werden.[7]

2.3 Eine kurze Geschichte des Placebos und seiner historischen Bedeutungen

Wie ist das Konzept des »Placebos« entstanden und was genau bezeichnet der Begriff?

Placebo heißt im Lateinischen »ich werde gefallen«. Bekannt wurde es durch den Psalm 116,9 des Alten Testaments, der als Fürbitte

7 Dies geschieht in sehr gelungener Weise auf der Website des Sonderforschungsbereichs TRR 289: Verfügbar unter: www.treatment-expectation.de [20.03.2025].

für die Verstorbenen formuliert ist, dass sie im ewigen Leben bei Gott Aufnahme finden mögen:

> Placebo Domino in regione vivorum.
> (»Ich werde dem Herrn gefallen im Lande der Lebenden.«)

Eine weitere Bedeutungsgebung erfolgte im Spätmittelalter. Damals wurden Trauergäste, die einen Verstorbenen gegen Bezahlung wohlwollend beklagten, als *Placebos* bezeichnet. Hier entwickelt sich die Bedeutung des »so tun, als ob« (SFB/TRR 289).

In der Medizin wurde der Begriff erstmals 1772 genutzt. Der schottische Arzt William Cullen behandelte aussichtslos Erkrankte mit Senfpulver, wissend, dass diese Salbe ohne Wirkung war – doch empfand er es als seine ärztliche Pflicht, diesen schwerkranken Menschen Hoffnung zu geben. Er bezeichnete seine Behandlung als *pure placebo* (Cullen 1772).

Wenig später, im Jahr 1784, beauftragte der französische König Ludwig XVI. die vermutlich erste Studie zum Nachweis des Placeboeffekts. Er wies die französische Akademie der Wissenschaften an, Franz Anton Mesmers Heilmethode, den Mesmerismus/animalischen Magnetismus, wissenschaftlich zu untersuchen. Mesmer trat damals mit goldenen Hausschuhen und Seidengewand auf und benutzte für seine Behandlung »magnetisiertes« Wasser, beruhigende Klänge und Weihrauch. Das Ergebnis der Untersuchung: Die Kranken spürten eine Linderung, wenn sie den Behandler hinter dem Vorhang wähnten – obwohl dort niemand war (Bailly et al. 1784).

1790 übersetzte Hahnemann die Arzneimittellehre von William Cullen. Offenbar inspiriert von Cullen, setzte er zur Behandlung oft Milchzucker ein, von dem er wusste, dass dieser ohne Wirkung war. Ziel war es, seine Patienten zu beruhigen und ihr Verlangen nach einem Medikament zu stillen.

Hahnemann begründete bald darauf die *Homöopathie*. Im 19. Jahrhundert wurde auch diese placebokontrolliert untersucht. Statt der homöopathisch verdünnten Substanzen erhielten die Probanden »homöopathische« Brotkügelchen (Placebos), die ebenso wirkten wie das echte Homöopathikum (Bingel, Schedlowski u. Kessler 2019). Zahlreiche nachfolgende Untersuchungen belegten, dass die Wirkung der Homöopathie nicht über den Placeboeffekt hinausgeht. Somit kann die Homöopathie als langzeiterprobte Placebobehandlung bezeichnet werden, die aber vorgibt, aus anderen Gründen zu wirken als mit den Wirkmechanismen von Placebos.

Die Geschichte des Erzeugens von Erwartung ist vermutlich so alt wie die medizinischer Behandlungen selbst. Der große Mediziner Galen von Pergamon (2. Jh. n. Chr.) schrieb, dass seine Behandlungserfolge größer seien, wenn der Kranke von seiner Genesung überzeugt sei, und dass hierfür das Vertrauen in Arzt und Arznei wichtiger sei als der Wirkstoff.

In zahlreichen Kulturen schafften und schaffen Schamanen und Medizinmänner es mithilfe von Zeremonien und Ritualen, Erwartungseffekte zu erzeugen, die zum Teil beachtliche Selbstheilungskräfte freisetzen. Den Erwartungseffekt fördernde Rituale und Symbole sind auch in der Schulmedizin beobachtbar. Der weiße Kittel, das Stethoskop, die Diplome an der Wand und das Ausfüllen des Rezepts sind allesamt wirksame und erwartungsfördernde Insignien der Heilkunst, die die Behandlungsergebnisse positiv beeinflussen können.

Während sehr früh schon Scheinmedikamente zur Behandlung eingesetzt wurden, wurde die »Scheinbehandlung« selbst erst später als wissenschaftliche Kontrolle eingeführt. Nochmals später, Mitte des 20. Jahrhunderts, wurde mit den Beobachtungen des amerikanischen Arztes Henry Beecher das Placebo selbst zum Forschungsobjekt. Als ihm während seiner Arbeit im Zweiten Weltkrieg im Lazarett das Morphium ausging, setzte er Kochsalzlösung als verdecktes Placebo ein. Knapp die Hälfte der so behandelten Verwundeten berichtete, dass ihre Schmerzen reduziert oder verschwunden seien. Beecher stieg nach dem Krieg in Harvard in die Forschung ein und publizierte 1955 die später oft zitierte Studie *The Powerful Placebo* zum Effekt von Placebos in der Schmerzbehandlung.

In Harvard forscht auch der renommierte Placeboforscher Ted Kaptchuk[8], der in den letzten Jahren insbesondere die Effekte offener Placebos (sog. OLP = Open-Label-Placebos) untersucht hat. Seine Arbeit legt nah, dass die Arzt-Patient-Interaktion, das Ritual der Behandlung und die Behandlungserwartungen eine bedeutende Rolle für den Therapieerfolg spielen – unabhängig von der Wirksamkeit des Wirkstoffs selbst.

8 Siehe www.tedkaptchuk.com [20.03.2025].

In der Forschung werden Placebos meist in Doppelblindstudien[9] als Kontrollsubstanz eingesetzt, um überprüfen zu können, ob das echte Medikament (Verum) wirksamer ist als ebenjene Kontrollsubstanz ohne Wirkstoff. Placebos werden nicht nur in Form von Scheinmedikamenten in unterschiedlichen Formen (Tabletten, Kapseln, Spritzen, Salben, Nasensprays, ...) eingesetzt, sondern auch als Scheinbehandlungen, wie z. B. Scheinoperationen oder Scheinstimulationen wie die Scheinakupunktur. Die Anzahl der Studien zum Placeboeffekt ist in den letzten Jahren stark angestiegen – von ca. 25 Studien pro Jahr in den 1980er-Jahren auf mehr als 150 pro Jahr in den 2010er-Jahren. Diese Aktivitäten haben hochinteressante Befunde zu verdeckten und offenen Placebos hervorgebracht.

Das Verständnis, was ein Placebo ist, und der Gebrauch des Begriffes haben sich in der jüngeren Vergangenheit deutlich ausgeweitet. Inzwischen wird mit dem Begriff nicht mehr nur das wirkstofffreie Präparat bezeichnet, sondern eine »Gesamtsimulation jeder therapeutischen Intervention innerhalb eines psychosozialen Kontextes« (Schlagowski 2021).

Der Kontext umfasst

- Behandlungsmerkmale (wie z. B. das medizinische Setting: zu Hause oder im Krankenhaus)
- Behandlungsform (z. B. Größe und Farbe einer Tablette oder die Invasivität wie Spritze vs. Creme)
- Behandlermerkmale (Kompetenz, empathisches Verhalten)
- Patientenmerkmale (Persönlichkeitseigenschaften und Vorerfahrungen).

Dies bedeutet, dass zahlreiche Faktoren, nicht nur Form oder Farbe des Präparats, Auswirkungen auf den Placeboeffekt haben. Es wird davon ausgegangen, dass diese Faktoren sich nicht einfach zu einem Gesamteffekt addieren lassen, sondern miteinander interagieren (ebd.).

2.4 Bestandteile von Placeboeffekten

Welche Bestandteile und Wirkmechanismen befördern positive Entwicklungen einer Placebobehandlung?

9 Weder Patient:in noch verabreichende Ärztin wissen, ob es sich um das Verum oder das Placebo handelt.

Grundsätzlich wird zwischen zwei Bestandteilen unterschieden: dem *spezifischen Placebo-Effekt* und der *Placebo-Antwort* (Evers et al. 2018; zitiert nach Ketter 2024).

Als *spezifischer Placebo-Effekt* werden die neurobiologischen und psychologischen Veränderungen definiert, die tatsächlich auf die Placebobehandlung zurückzuführen sind.

Die *Placebo-Antwort* beinhaltet hingegen *alle* gesundheitlichen Symptomverbesserungen, welche auf die Gabe des Placebos folgen, wie

- den spezifischen *Placebo-Effekt*

plus von der Placebogabe unabhängige Elemente wie

- den natürlichen Krankheitsverlauf,
- die statistische Regression zur Mitte,
- mögliche Messfehler,
- andere Behandlungen und Umwelteinflüsse.

2.5 Wirkmechanismen von Placeboeffekten

Die aussichtsreichsten Kandidaten zur Erklärung, warum und wie Placebobehandlungen wirken, sind:

1) Erwartungen
2) Konditionierung
3) Behandler-Patienten-Beziehung
4) Embodied Cognition.

Erwartungen

Die Bedeutung von Erwartungen auf Psyche und Körper habe ich in Abschnitt 2.1 und 2.2 bereits beschrieben. Laut Schlagowski (2021) können Behandlungserwartungen den Verlauf und Erfolg von Psychotherapien, körperlichen Erkrankungen und medizinischen Interventionen vorhersagen. Sie können die Wirkung von Medikamenten sowohl verstärken als auch abschwächen.

Eng mit den Erwartungen verknüpft ist das in Abschnitt 5.2 beschriebene Prinzip der Suggestion.

Laut Prof. Ted Kaptchuk, dem »Pionier« der Erforschung offener Placebos, hat deren Wirkung weniger mit bewusster Erwartung, geistiger Heilung oder positivem Denken zu tun. Vielmehr vermutet er einen unbewussten neurologischen Vorgang, eine »verkörperte imaginierte rituelle Heilleistung« am Werke (zitiert nach Bingel, Schedlowski u. Kessler 2019).

Konditionierung

Für die Changers-Intervention ist Konditionierung als Wirkmechanismus weniger relevant, da es i. d. R. keine früheren persönlichen Lernerfahrungen im Sinne einer klassischen Konditionierung gibt, die eine Besserung oder eine positive Entwicklung mit der Einnahme einer Oblate verknüpfen. Auf der Ebene des kollektiven Unbewussten bzw. einer im katholischen Glauben zugeschriebenen Bedeutung und Wirkmacht hat die Oblate als Hostie aber durchaus einen erwartungssteigernden Effekt.

In der Pharmakotherapie erklärt der Mechanismus der klassischen Konditionierung einen erheblichen Anteil der Linderung durch Placebos. Wird z. B. eine Schmerztablette oft genug mit der Erfahrung der Schmerzlinderung verknüpft, so reicht nach einer Weile eine Tablette ohne Wirkstoff als Stimulus aus, um den Effekt zu reproduzieren. Pharmakologische Konditionierung ist in verschiedenen Bereichen nachgewiesen, u. a. für Schmerzen, Immunsystem, Hormonsystem sowie für Stimmung und Bewegungsfähigkeit.

Konditionierung könnte als eine Form autonomer, unbewusster Erwartung bezeichnet werden. Manche Stimuli, wie die Tasse Kaffee, das Glas Bier oder die beruhigende Tablette Tavor® zeigen bereits Wirkungen, *bevor* ihr Wirkstoff ins Gehirn gelangt ist und physiologisch wirken könnte. Koffein benötigt mindestens 10 bis 20 Minuten, Alkohol 5 bis 30 Minuten und Lorazepam 20 bis 30 Minuten, um über die Substanz zu wirken. Vor einigen Jahren berichtete eine betagte Klientin, die seit vierzig Jahren abhängig von Tavor war, dass sie die beruhigende, angstlösende Wirkung unmittelbar spüren würde. Sobald sie die Tablette auf die Zunge legte, ließen ihre Ängste augenblicklich nach: ein konditionierter Effekt par excellence, eine pharmakologische Konditionierung, wie sie im Buche steht! Meine Versuche, sie von dieser Konditionierung und der Kraft ihres Geistes zu überzeugen, blieben leider erfolglos.

Die Beziehung von Behandler:in und Patient:in

Wenn Schmerzmedikamente über eine Ärztin verabreicht werden, so wirken sie deutlich stärker, als wenn die Substanz über eine computergesteuerte Infusionspumpe verabreicht wird (Bingel et al. 2011). Der vertrauens- und zuversichtsfördernde Faktor Mensch scheint in vielen Behandlungssettings äußerst relevant zu sein. Vermutlich wären zahlreiche medizinische Behandlungen wirksamer, wenn Ärzt:innen mehr Zeit für ihre Patient:innen hätten.

Die Changers-Intervention beinhaltet insofern weit mehr als nur die Vergabe von rundem, bedrucktem Esspapier in einer Plastikdose. Sie steht in einem veränderungsförderlichen Kontext, in dem die Helferin deutlich mehr Zeit mitbringt als in der ärztlichen Praxis. Wie eine medizinische Behandlung haben Coaching und Therapie ebenso einen Rahmen, einen relevanten Kontext: Praxisräume mit einer positiven Atmosphäre, professionelles Auftreten in Präsenz oder auch online im Internet, ein Behandlungsritual (von Begrüßung bis Abschlussreflexion und Vereinbaren eines neuen Termins) etc.

Embodied Cognition

Ein neueres Erklärungsmodell zur Wirkweise von offenen Placebos bietet Ted Kaptchuk an. Ketter (2024) schreibt:

> »Nach der Theorie der *Embodied Cognition* sind kognitive Prozesse tief in körperliche Erfahrungen eingebettet und werden auf direktem Wege durch diese beeinflusst (L. Shapiro & Spaulding 2024). Die körperliche Erfahrung, eine OLP-Kapsel zu sich zu nehmen, kann also direkt kognitive und emotionale Reaktionen hervorrufen (Fuchs & Schlimme 2009). Das bedeutet, hier führen die sensorischen Signale (z. B. medizinisches Umfeld, medikamentenähnliches Präparat) zu einer unbewussten automatischen körperlichen Reaktion (Colloca & Howick 2018). Im Unterschied zur Konditionierung ist im Rahmen der Embodied Cognition dazu kein spezifischer Konditionierungsprozess nötig und die Kognitionen entstehen direkt aus den physischen Erfahrungen heraus (Colloca & Howick 2018). Kaptchuk (2018) postuliert, dass dieser unbewusste Prozess ebenfalls maßgeblich zur Wirksamkeit von OLPs beiträgt.«

2.6 Der Einsatz von Placebos in der Praxis

In der klinischen Praxis wurden Placebos aus ethischen Gründen bislang kaum eingesetzt, weil die Vergabe eines Medikaments der Aufklärung und Einwilligung der Patientin bedarf.

Dennoch ist bekannt, dass viele Kliniken »etwas zum Schlafen« oder »etwas gegen die Schmerzen« vorhalten und verabreichen, das keinen Wirkstoff enthält und dennoch sehr oft gut wirkt. Laut einer Studie (Linde et al. 2014) setzen in Deutschland 46 % der Allgemeinärzt:innen Placebos in ihrem Berufsalltag ein, *ohne* ihre Patient:innen darüber aufzuklären. Obwohl eine verdeckte Placebobehandlung ethisch nicht vertretbar ist, überraschen die Zahlen einer weiteren anonymen Befragung: In Großbritannien gaben 77 %, in der Schweiz 72 % und in Bayern 88 % der befragten Internist:innen an, regelmäßig unwirksame Medikamente als Placebos einzusetzen. Es handelt sich dabei um Präparate, von denen bei der vorliegenden Erkrankung kein Nutzen, aber auch kein Schaden zu erwarten ist, z. B. eine Vitaminkur ohne diagnostizierten Vitaminmangel oder eine bewusst zu niedrig angesetzte Dosierung. Ein solches *Pseudoplacebo* wird eingesetzt, um den Wunsch nach einer Arznei zu bedienen und zu beruhigen. Als *aktives Placebo* bezeichnet man ein Präparat, das die Nebenwirkungen (z. B. Mundtrockenheit, Benommenheit) des Verums nachahmt, sodass Patient:in oder Proband:in glauben, es sei das echte Medikament. Dies ist in vielen Studien eine sinnvolle Strategie, um zu verhindern, dass Proband:innen in der Placebogruppe Verdacht schöpfen, wodurch ihre Behandlungserwartung sinken könnte.

Offene Placebos als Lösung

Das Problem von verdeckten Placebos in der Praxis bleibt aber bestehen: Die Patientin wird getäuscht. Offene Placebos bieten einen Ausweg aus dem ethischen Dilemma, zu täuschen, um helfen zu können.

Lange Zeit wurde davon ausgegangen, dass für eine wirkungsvolle Placebobehandlung das Scheinmedikament verdeckt gegeben werden müsse. Dass dies oftmals nicht der Fall ist, zeigen die Ergebnisse von Studien zu offenen Placebos. Die junge, sich dynamisch entwickelnde Forschung dazu hat bei vielen Krankheitsbildern bzw. psychischen Störungen ihre Wirksamkeit unter Beweis gestellt (siehe Abschnitt 2.2.). Laut Ketter (2024) fanden Wernsdorff et al. (2021) in ihrer Metaanalyse einen signifikanten Gesamteffekt von OLP-Interventionen im Vergleich zu den jeweiligen Kontrollgruppen (SMD = 0,72).

Fendel et al. (2024) haben in ihrer aktualisierten systematischen Übersichtsarbeit und Metaanalyse von 58 RCT-Studien zu Open-Label-Placebos einen geringen, aber signifikanten Gesamteffekt von OLPs (SMD = 0,36) errechnet. Klinische Proband:innen profitieren offenbar mehr als nichtklinische, und auf selbst berichteten Ergebnismaßen, wie Fragebögen, wird eine stärkere Wirkung gemessen als auf objektiven, wie z. B. bei physiologischen Messungen.

Über zahlreiche untersuchte Beschwerden hinweg konnte die Behandlung mit offenen Placebos ihre Wirksamkeit also nachweisen. Bislang wurden die offenen Placebos in der Forschung aber offenbar noch nicht systematisch in der Praxis eingesetzt.

Die Changers scheinen die erste systematische Anwendung eines Open-Label-Placebos in der Praxis zu sein.

2.7 Der Placeboeffekt im Verum

Eine Erkenntnis aus der Placeboforschung ist für alle Behandler:innen relevant: Jedes Medikament, jede Behandlung beinhaltet Placeboeffekte (Erwartung, Konditionierung, Arzt-Patient-Verhältnis, Embodied Cognition):

> »Hinzu kommt, dass Placeboeffekte nicht nur in reinen Placebo-Studien auftauchen, sondern auch einen wesentlichen Teil des Behandlungserfolges bei medizinischen Interventionen ausmachen (Petrie & Rief 2019). Beim Einsatz von Schmerzmitteln, der Behandlung von Depressionen mit Antidepressiva, oder der Therapie von Bluthochdruck erklärt der Placeboeffekt bis zu 80 % der Effekte in der Medikamentengruppe (Schedlowski et al. 2015). Da der Placeboeffekt also Bestandteil jeglicher Behandlung ist, ist seine Beforschung für einen optimalen Einsatz im klinischen Alltag von entscheidender Wichtigkeit« (Ketter 2024).

Ein vielversprechender Zweig der Placeboforschung beschäftigt sich aktuell mit der Frage, wie oft ein Präparat durch sein Placebo ersetzt werden kann, um dennoch dieselbe Wirkung zu erzielen, denn offenbar halten einige Placeboeffekte auf physiologischer Ebene nur eine gewisse Weile an. Um die pharmakologische Konditionierung wieder zu aktivieren, bedarf es offenbar einer »Erinnerungsdosis« des Verums. Diesen Mechanismus zu verstehen, würde es erlauben, die nötige Dosis des Wirkstoffs und damit die unerwünschten Nebenwirkungen zu reduzieren – mit positiven Auswirkungen auf Patient:innenwohl und Krankenkassen.

2.8 Der Placeboeffekt des Placeboeffekts

In den letzten Jahren wird ein interessanter Befund immer wieder beobachtet: In Wirksamkeitsstudien zur Einführung neuer Präparate steigen die Effekte von Placebos zunehmend. Offenbar ist das Wissen über Placeboeffekte heute bei vielen Menschen so weit verbreitet, dass allein die Teilnahme an einer Studie optimistisch und erwartungsvoll stimmt.

Selbst wenn man in die Kontrollgruppe gelost wird und ein Placebo erhalten sollte, bleibt man erwartungsvoll, denn heutzutage weiß man ja: Placebos haben positive Effekte.

Interessanterweise wird es dadurch für die Pharmaunternehmen zunehmend schwieriger, zu belegen, dass das untersuchte Verum stärker wirkt als das Placebo.

Als ich vor einigen Jahren einer Klientin empfahl, für ihr Thema einen Changer mit mir zu erstellen, rief sie erfreut aus: »Oh ja, genial, ich glaube an Placebos.«

Der Placeboeffekt des Placeboeffekts war auch in meiner Praxis angekommen.

Je mehr Forschung zur Wirkung von verdeckten und offenen Placebos generiert wird und je mehr dieses Wissen durch die Medien[10] in Umlauf gelangt, desto höher wird die Akzeptanz von Placebos und desto wirksamer werden sie – ein Umstand, der langfristig zur Wirksamkeit und Akzeptanz von offenen Placebos wie den Changers beiträgt.

2.9 Die rechtliche Bewertung von Placebos

Laut Prof. Robert Jütte, bis 2019 stellvertretender Vorsitzender des wissenschaftlichen Beirats der Bundesärztekammer und Initiator des Arbeitskreises »Placebo in der Medizin«, sind Placebos nach dem deutschen Arzneimittelgesetz keine Arzneimittel (Bingel, Schedlowski u. Kessler 2019). Da sie keine pharmakologisch wirksamen Substanzen enthalten, sind Placebos auch nicht apothekenpflichtig. Dennoch sind sie in der Regel als sogenannte »P-Tabletten« in verschiedenen Größen und Farben in Apotheken erhältlich.

Changers als offene Placebos sind rechtlich betrachtet also ebenfalls keine Arzneimittel und können von geschulten Fachleuten als psychologische Intervention eingesetzt werden.

10 Besonders empfehlenswert, weil gut recherchiert und aufbereitet, sind die Beiträge von Dr. Mai Thi Nguyen-Kim, Wissenschaftsjournalistin und Bundesverdienstkreuzträgerin; so finden sich z. B in der ZDF-Mediathek: »Wie funktioniert der Placebo-Effekt?« oder »Alternativmedizin – Mehr als der Placeboeffekt«.

Ein wichtiger rechtlicher Hinweis zur Formulierung der angestrebten Wirkungen soll hier ergänzt werden: Um rechtliche Auseinandersetzungen zu vermeiden, sollten Formulierungen auf dem Dosenetikett, die eine bestimmte Wirkung versprechen, vermieden werden! Stattdessen empfiehlt es sich, Begriffe wie »angestrebte Wirkung« oder Ähnliches zu nutzen.

2.10 Roswitha A.*****: Zufrieden!

Übrigens: auch ein großer Onlinehändler verkauft P-Tabletten mit teilweise sehr interessanten Kundenrezensionen, die Aufschluss darüber geben, wer zu welchem Zweck Placebotabletten kauft:

Roswitha A. *****: **Zufrieden!**
Meine Mutter (86) ist glücklich damit, weil sie denkt, es sind besonders starke Schmerztabletten – also, ich bin es dann auch ;-)

Patrick *****: **Etwas zu teuer**
Preis zu hoch, ansonsten okay.

A. Kunde *: **Wirkt nicht**
Was sollen das denn für Tabletten sein? Da will man mal richtig turnen und ich spür nix.
Absolut null Effekt. Was ist das für ein Quatsch?

Klaus *****: **Top Ware, schnelle Lieferung**
Top Ware, schnelle Lieferung!

MORI *****: **Optisch gut gemacht**
Hat seinen Zweck tatsächlich erfüllt ;-)

MB *****: **Toll für Klassenfahrten!**
Ich habe die Tabletten (nach Absprache mit den Eltern!) als Notfall-Heimweh-Tabletten für einen sechsten Jahrgang mit auf Klassenfahrt genommen. Aufgrund der Optik mit Beipackzettel, Blister etc. wirkten sie sehr überzeugend und haben in einem Fall auch sehr effektiv innerhalb von 30 Minuten geholfen ;-)

(Man sollte die Tabletten allerdings sicherlich nur im absoluten Notfall geben, da auch das Überstehen eines solchen Gefühls, ohne gleich eine Tablette einzuwerfen, eine wichtige Erfahrung für Heranwachsende darstellt! In manchen Fällen [z. B. bei Kindern, die sonst gar nicht mitgefahren wären, oder wenn das Heimweh mehrere Tage und Nächte anhält] können sie allerdings eine hilfreiche Sicherheit bieten.)

3 Vorläufer und Inspirationen

Nichts entsteht im luftleeren Raum, ohne Geschichte und Kontext – vor allem nicht im Bereich von Coaching und Psychotherapie. Selbst die Begründer:innen einer Schule, einer Tradition haben irgendwo gelernt, sich von Theorie und Praxis anderer Kolleg:innen inspirieren lassen. Mal findet man alten Wein in neuen Schläuchen, mal wird eine eigene Cuvée entwickelt und ein anderes Mal wird ein neues Getränk, vielleicht ein ganz besonderer Zaubertrank, gemixt. Für mich lagen die Inspirationen zur Entwicklung der Changers-Intervention in der lösungsfokussierten Arbeit nach Steve de Shazer und Insoo Kim Berg, in Ben Furmans offener Placebointervention Suggestin – sowie in einer Oblate auf einem Muffin beim Bäcker. Wenn man aber in die Geschichte schaut, so scheint es einige interessante Vorläufer zu geben.

3.1 Ein Blatt und ein Spruch (Sokrates)

Die vermutlich älteste bekannte Variante eines Placebos in Form eines pflanzlichen Blattes, verbunden mit einer Suggestion, stammt von Sokrates. Platon, ein Schüler Sokrates', schrieb im *Charmides* folgende Worte seines Lehrers nieder:

> »Dennoch als er mich fragte, ob ich das Mittel wider den Kopfschmerz wüßte, brachte ich wiewohl mit Mühe und Not die Antwort heraus, ich wüßte es. – Was, fragte er, ist es denn? – Ich sagte darauf, es wäre eigentlich ein Blatt, aber es gehörte noch ein Spruch zu dem Mittel, wenn man den zugleich spräche, indem man es gebrauchte, (156) machte das Mittel ganz und gar gesund, ohne den Spruch aber wäre das Blatt zu nichts nutz.«[11]

Das hier beschriebene Placebo, ein *Heilpflanzenblatt,* wurde also mit einer Beschwörungsformel, mit *gesprochenen* Worten verabreicht.

11 Zitiert nach Friedrich Daniel Ernst Schleiermachers Übersetzung aus *Platons Werke. Erster Theil.* Verfügbar unter: https://www.projekt-gutenberg.org/platon/platowr1/charmid1.html [26.1.2025].

3.2 Hostien im Abendmahl-Sakrament

Im christlichen Sakrament des Abendmahls werden konsekrierte Hostien seit vielen Jahrhunderten als (Symbol für den) Leib Christi eingesetzt. Wenn ein gläubiger Christ die Hostie empfängt und sich einverleibt, symbolisiert dies die Gemeinschaft mit Christus und seinem Opfer.

Mit der Verwendung einer Oblate, die an eine christliche Hostie erinnern kann, sollen weder die religiöse Symbolhandlung verunglimpft noch religiöse Gefühle verletzt werden.

Als Trägersubstanz ist diese lediglich am besten geeignet, um essbare Bilder und Worte herzustellen, genauso wie Bäckereien und Konditoreien sie nutzen, um manche Backwaren mit Oblaten zu verzieren. Es geht mir darum, dass das individuell entwickelte, mit Bedeutung aufgeladene Symbol, Bild oder Wort konkret einverleibt werden kann.

Solltest du als Therapeut:in, Coach oder Berater:in mit Klient:innen arbeiten, für die die Changers zu starke Assoziationen an das Sakrament des Abendmahls wecken, gibt es Alternativen, um die Changers-Intervention dennoch umzusetzen (siehe Abschnitt 13.5).

3.3 Hostien als Medizin

Eine erste wissenschaftliche Recherche über das Einnehmen von Symbolen zu Heilungszwecken wurde vor knapp einem Jahrhundert unternommen: Im Jahr 1935 erschien ein zweieinhalb Seiten kurzer Artikel von Hymen Saye im *Bulletin of the Institute of the History of Medicine* mit dem Titel »Holy wafers in medicine« (Saye 1935), auf Deutsch: »Hostien in der Medizin«.

Darin berichtet Saye:

> »In Ländern mit römisch-katholischem Glauben wurden der Hostie große Heilkräfte zugeschrieben. In dem gleichen Maße, wie sie die Sünde austreiben konnte, wenn sie dem Kommunikanten durch den Priester mit den richtigen Worten gegeben wurde, sollte sie auch die physischen Krankheiten des Körpers austreiben, wenn sie vom Priester gesegnet wurde. [...] Die Verabreichung dieser Oblaten und die dazugehörigen Rezepturen für Kranke waren Gegenstand der Forschung von Studenten der Medizingeschichte. Von diesen befassen sich Seligman in ›Die magischen Heil- und Schutzmittel‹ und Franz in ›Die kirchlichen Benediktionen im Mittelalter‹ ausführlich mit dem Thema des

> ›Heiligen Brotes‹. [...] Mein eigenes Interesse an diesem Thema wurde durch zwei weit voneinander entfernte Hinweise auf die Verabreichung einer Hostie oder eines Apfels bei Quartanfieber[12] geweckt [...]« (Saye 1935, p. 165; Übers.: F. L.).

Weiter zitiert er den französischen Autor Boucherie, der 1875 »Eine kurze Abhandlung über die Medizin in der Alltagssprache« verfasste. Saye schreibt dazu: »Es handelt sich um eine unbedeutende provenzalische Zusammenstellung ungewisser Urheberschaft, die möglicherweise aus dem 11. oder 13. Jahrhundert stammt« (Saye 1935, p. 165; Übers.: F. L.).

In der Abhandlung von Boucherie heißt es:

> »Bei Fieber:
>
> Bei Fieber nimm einen Apfel, teile ihn in drei Teile, nimm drei Hostien und schreibe auf ein Drittel des Apfels und auf eine Hostie .✠. *Jhesu* .✠. *fat. fel.* Auf den zweiten Teil des Apfels und auf die zweite Hostie .✠. *Jhesum* .✠. *usyon.* Auf den dritten Teil des Apfels und auf die dritte Hostie .✠. *Jhesum* .✠. *Gramaton.* Und gib (dem Patienten) am ersten Tag (die Hostie und den Apfel beschriftet mit) .✠. Jhesu .✠. *fa. fel.* Und am zweiten Tag (jene beschriftet mit) .✠. *Jhesum* .✠. *Usyon.* Am dritten Tag (jene beschriftet mit) .✠. *Jhesum* .✠. *Gramaton,* und so Gott will, wird er befreit« (Saye 1935, p. 165; Übers. aus der englischsprachigen Ausgabe von Saye: F. L.).

Saye schreibt weiter:

> »Hier sehen wir die Verwendung von *oblata* und *pomum* als Medien zum *Schreiben* der heiligen Symbole und zu deren Übertragung in den Körper. Wie dieses Schreiben erfolgen sollte und in welchem Medium, ob mit Tinte oder vielleicht mit Honig, wissen wir nicht. Dies ist jedoch das einzige bekannte Zitat, in dem diese eigentümliche Verwendung der *oblata* erfolgt« (Saye 1935, p. 166; Übers.: F. L.).

Weiterhin zitiert Saye aus dem unveröffentlichten Manuskript eines unbekannten französischen Juden des 14. Jahrhunderts:

> »Bei Quartan[fieber]:
>
> Teile einen Apfel in drei Teile. Schreibe auf den ersten Teil: ›Ich werde nicht sterben, sondern leben, und ich werde von den Werken des Herrn

12 Eine heute seltene, insbesondere in Afrika und Südostasien auftretende Form von Malaria.

berichten.‹ Und auf den zweiten lass ihn schreiben: ›Der Herr hat mich hart gezüchtigt; aber (er hat mich) nicht (hingegegeben) bis zum Tod.‹ Und auf das dritte Stück möge er schreiben: ›Öffne mir die Tore der Gerechtigkeit: Ich werde hineingehen, ich werde dem Herrn danken.‹ Jedes Stück wird jeden Tag gegeben für drei Tage, und er wird beginnen, sie zu essen am Montag oder Donnerstag. Er wird gewiss geheilt werden« (Saye 1935, p.167; Übers.: F. L.).

Es ist faszinierend zu lesen, was ein Medizinhistoriker vor knapp einhundert Jahren zu diesem Thema zusammengetragen hat. Offenbar wurden beschriftete Objekte (Hostien und Äpfel) zu manchen Zeiten und an manchen Orten zur Bekämpfung von Krankheiten (hier das Quartanfieber) eingesetzt. Das Beschriften und sich Einverleiben eines Objektes in Verbindung mit einem Einnahmeritual zur Linderung von Leid(en) hat offensichtlich lange Tradition.

3.4 Matheformeln schlucken *(Gullivers Reisen)*

In *Gullivers Reisen*, dem 1726 unter dem Titel *Travels into Several Remote Nations of the World* verfassten satirischen Roman des irischen Schriftstellers, Priesters und Politikers Jonathan Swift, beschreibt der Protagonist eine ungewöhnliche didaktische Methode im Mathematikunterricht:

»Ich war auch in der mathematischen Schule, wo die Lehrer nach einer Methode unterrichten, von der man in Europa kaum einen Begriff hat. Satz und Beweis werden auf einer dünnen Oblate, mit gehirnartiger Tinktur aufgezeichnet, eingegeben. Der Schüler muß dieselbe schnell hinunterschlucken, und dann drei Tage lang nichts als Brod und Wasser essen. Ist die Oblate verdaut, so steigt die Tinktur in's Hirn, und führt dort den mathematischen Satz ein. Bisher hat aber der Erfolg sich noch nicht erwiesen, ein Umstand, der theilweise aus einem Fehler in der Quantität der Composition folgen mag, theilweise auch aus der Störrigkeit der Knaben, denen diese Medicin so eckelhaft ist, daß sie sich gewöhnlich fortstahlen, und sich der Dose von oben entledigten, bevor sie operiren konnte; auch hat man sie bis jetzt nicht überreden können, so lange zu hungern, wie es bei dem Recepte nothwendig ist.«[13]

13 Verfügbar unter: https://www.projekt-gutenberg.org/swift/gulliver/chap022.html [14.02.2025].

Swift bedient sich einer uralten Idee, dass das physische Sicheinverleiben, das Verschmelzen, Einswerden mit etwas einen Einfluss auf den Geist haben kann.

Derselben Überzeugung folgten früher einige kannibalische Kulturen, u. a. in Neuseeland, auf Hawaii, in Papua-Neuguinea und im Amazonasgebiet. Die Krieger glaubten, dass mit dem Verzehr von bestimmten Körperteilen ihres Gegners seine Kräfte, Fähigkeiten oder spirituellen Energien übertragen würden. Auch hier galt:

»Du bist, was du isst.«

Offenbar haben Menschen in unterschiedlichen Zeiten und an verschiedenen Orten auf der Welt das Einverleiben eines Symbols mit der »Übertragung von« bzw. der »Einswerdung mit« in Verbindung gebracht. Diese archaische Symbolhandlung könnte in der Sprache C. G. Jungs als Teil des kollektiven Unbewussten bezeichnet werden.

Für die meisten Menschen ist intuitiv verständlich, dass sich etwas einzuverleiben bedeutet, eins mit ihm zu werden.

Es ist in mir.
Es ist ich.
Ich bin das.

3.5 Die »Technik der imaginären Pille« (Steve de Shazer)

Eine Weile, nachdem ich die Changers-Intervention entwickelt hatte, machte mich Ben Furman auf Steve de Shazers Artikel von 1984 mit dem Titel »The imaginary pill technique« aufmerksam, einer Technik, mit der de Shazer seit 1972 experimentierte. In diesem Artikel beschreibt de Shazer eine hypnotherapeutische bzw. selbsthypnotische Intervention, die er bei Menschen, die Medikamente gegen Asthma, chronische Kopfschmerzen oder Schlafstörungen einnahmen, erfolgreich einsetzte. Gleich zu Beginn des Artikels formuliert er eine wichtige Frage zum Verständnis, *wie* diese Technik wirkt – eine Frage, die durch die Befunde der Placeboforschung gestützt wird:

»Sind ›echte Pillen‹ in irgendeiner Art und Weise mehr oder weniger magisch als imaginäre Pillen?« (de Shazer 1984, p. 30; Übers.: F. L.).

Übersetzt in die Logik von Placebos könnte man auch fragen:

1) Sind Pillen mit Wirkstoff mehr oder weniger magisch als Pillen ohne Wirkstoff?
2) Sind Pillen ohne Wirkstoff mehr oder weniger magisch als imaginäre Pillen?

Zahlreiche Befunde der Placeboforschung belegen genau dies, und zwar, dass Erwartungsfaktoren in »echten Pillen« genauso wirksam sind wie in Placebos. Mehr dazu findet sich im Kapitel 2.

De Shazer entwickelte mit seinen Klient:innen in Trance imaginäre Pillen mit idealen Eigenschaften. Dann bat er sie, diese in Selbsthypnose zu Hause (imaginiert) einzunehmen. De Shazer hatte sowohl Erfolge aus auch Misserfolge mit dieser Intervention. In der Diskussion schlussfolgert er, dass die Intervention dann erfolgreich war, wenn die Klient:innen an die »Magie der Pillen« glaubten:

> »Im Rückblick auf alle Anwendungen dieser Technik wurde deutlich, dass die Technik erfolgreich war, wenn der einzelne Klient an die Magie der Pillen glaubte. Obwohl Pillen einige bekannte biochemische Wirkungen auf den Körper haben, weiß keiner von uns viel darüber, was Pillen wirklich bewirken. Wir nehmen eine Pille, weil der Arzt sagt, dass sie hilft. Ein impliziter Glaube an Magie. Auch der Arzt weiß jetzt möglicherweise viel über die beteiligte Biochemie. Auch er glaubt an Magie.
>
> In jedem Fall, in dem sich die Anwendung der Technik als erfolgreich erwies, hasste die Person entweder die Einnahme von Pillen oder Medikamenten oder sie hatte noch kein wirksames Medikament gefunden. Dennoch glaubten sie alle an die Magie der Pillen. Angesichts dieses Bezugsrahmens, dieser Weltanschauung ist es nur ein Schritt weiter auf dem Weg des magischen Denkens zur imaginären Pille.
>
> In jedem dieser Fälle waren nicht die Kopfschmerzen oder das Asthma das Problem oder der Schlafmangel. Stattdessen zeigt die Lösung deutlich, dass das Denken der Klienten nicht magisch genug war. Ihre Magie hatte sie im Stich gelassen. Die Magie der Ärzte hatte sie im Stich gelassen. In diesem Bezugsrahmen ist es nicht verwunderlich, dass eine imaginäre Pille besser wirkte als eine echte; es ist bessere Magie, mehr magische Magie.
>
> Aber mehr als das. Diese Technik akzeptiert die Weltsicht des Klienten vollständig. Das Muster beinhaltet in jedem Fall eine körperliche Beschwerde, bei der die Person dachte, dass eine Pille nützlich sein sollte.

Aber die Pille wirkte nicht, sie hatte unangenehme Nebenwirkungen oder die wohltuende Wirkung ließ nach. Zudem war die Einnahme der Pille für einige Klienten unangenehm. Sie wollten also eine Pille, aber sie wollten keine Pille nehmen. Aber Pillen waren in ihrem Rahmen die einzig akzeptable Lösung; sie glaubten an die Magie der Pillen. Eine imaginäre Pille ermöglichte es ihnen also, Pillen einzunehmen, ohne Pillen einzunehmen. Eine ziemliche Halluzination. Aber sicherlich nicht eine, die es zu beseitigen gilt« (de Shazer 1984, p. 34; Übers.: F. L.).

De Shazers »Technik der imaginären Pille« wurde 2023 wissenschaftlich untersucht. Buergler und Kolleg:innen evaluierten ein offenes Placebo (OLP) und eine imaginierte Pille (IP) gegen eine Kontrollgruppe ohne Intervention bei Studierenden mit Prüfungsängsten. Sowohl das offene Placebo als auch die imaginierte Pille reduzierten innerhalb kurzer Zeit die Prüfungsangst signifikant bei einer mittleren bis großen Effektstärke von d = 0.71 (Buergler et al. 2023).

3.6 Therapeutisches Zaubern (Annalisa Neumeyer)

Als ich vor einigen Jahren einer Kollegin von den Changers erzählte, berichtete sie mir, dass Annalisa Neumeyer, die Begründerin des therapeutischen Zauberns, bereits eine Weile mit auf Esspapier geschriebenen »Zauberworten« arbeite (Geschmacksrichtung Karamell). Sie setzt

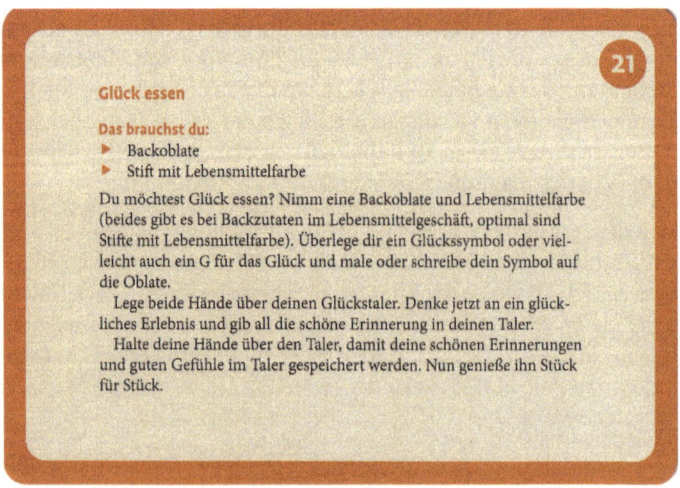

21

Glück essen

Das brauchst du:

- Backoblate
- Stift mit Lebensmittelfarbe

Du möchtest Glück essen? Nimm eine Backoblate und Lebensmittelfarbe (beides gibt es bei Backzutaten im Lebensmittelgeschäft, optimal sind Stifte mit Lebensmittelfarbe). Überlege dir ein Glückssymbol oder vielleicht auch ein G für das Glück und male oder schreibe dein Symbol auf die Oblate.

Lege beide Hände über deinen Glückstaler. Denke jetzt an ein glückliches Erlebnis und gib all die schöne Erinnerung in deinen Taler.

Halte deine Hände über den Taler, damit deine schönen Erinnerungen und guten Gefühle im Taler gespeichert werden. Nun genieße ihn Stück für Stück.

Abb. 1: Die Intervention »Glück essen« (Neumeyer 2020)

sie als Intervention in ihren Sitzungen mit jungen Klient:innen ein. Die Intervention findet sich auf der Karte 21 ihres 2020 erschienenen Kartensets *Positive Psychologie für Kinder und Jugendliche. 60 Übungen für mehr Mut, Glück und Zufriedenheit.*

3.7 Suggestin (Ben Furman)

Die zweifellos stärkste Inspiration zur Changers-Intervention und der direkte Vorläufer ist Ben Furmans offenes Placebo *Suggestin* (Abb. 2). Ihm gebührt größte Anerkennung und Dank für die geniale Idee zu einem individualisierten offenen Placebo!

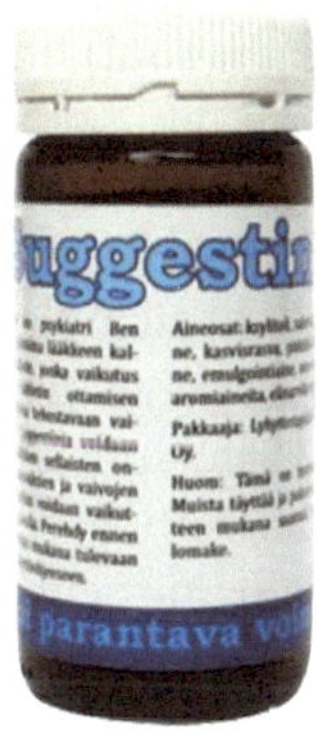

Abb. 2: Ben Furmans offenes Placebo Suggestin

Ben ist Psychiater und ohne Frage ein durchaus ungewöhnlicher Vertreter seiner Zunft. Er gehört zu jenen, die der zu schnellen und zu großzügigen Verschreibung von Psychopharmaka sehr kritisch gegenüberstehen, insbesondere bei Präparaten, deren Überlegenheit gegenüber (verdeckten) Placebos nicht nachgewiesen wurde, wie z. B. Antidepressiva der Gruppe der selektiven Serotonin-Wiederaufnahmehemmer (SSRI). Der vorschnellen Verschreibung von Psychopharmaka bei Kindern steht er fast noch kritischer gegenüber, verhindert dies doch oft beim Kind und seinem Bezugssystem die Möglichkeit, adäquatere Verhaltensmuster aus sich heraus zu lernen. Wird der Bewegungsdrang chemisch kontrolliert, endet der Lernkorridor an dieser Stelle. Aus diesen Gründen beschäftigt Ben Furman sich seit vielen Jahren mit lösungsförderlichem Fähigkeitsdenken, wie er es im Konzept von *Ich schaffs!* umsetzt (Furman 2021), sowie mit Placebos und der Macht von Suggestionen. 2014 startete Ben Furman mit einigen wenigen Therapeut:innen ein kleines Pilotprojekt zum Einsatz von *Suggestin*. In ein medizinisch anmutendes Glasfläschchen verpackte Xylitol-Zuckerpillen wurden mit einer Anleitung und einem Blanko-etikett Therapeut:in und Klient:innen mitgegeben, die dann das Etikett gemeinsam mit den gewünschten Wirkungen beschriften konnten. Leider wurde diese innovative Produktidee nicht auf den Markt gebracht, da die Aussicht, es in dieser Form zu verkaufen, wenig erfolgversprechend schien. Daher wurde das *Suggestin-Projekt* nach einer kurzen experimentellen Phase leider wieder eingestellt.

So blieb es mir überlassen, diesen wunderbaren Gedanken wiederaufzunehmen, ihn weiterzuverfolgen, auszuarbeiten und zur Produktreife zu führen. Für Bens Inspiration, Großzügigkeit und Anregungen bin ich zutiefst dankbar, denn ohne seine zündende Idee wären die Changers nicht entstanden.

Offenbar haben viele kreative Geister sich seit geraumer Zeit bemüht, diese Idee zu verbreiten, sich die Veränderung bzw. Heilung buchstäblich einzuverleiben, sei es durch aufgeschriebene (auto) suggestive Worte und eine Trägersubstanz oder in der Vorstellung.

Mit den Changers versuche ich einen Schritt weiterzugehen: Diese sollen sowohl für jede:n zur Selbsthilfe als auch für Fachleute in ihren helfenden Gesprächen leicht verfügbar, nutzbar und einsetzbar sein.

4 Was sind Changers?

Als Changers werden mit individuellen Zielbildern bedruckte Oblaten (Esspapier) bezeichnet. Sie sind ein psychologisch wirksames, individualisiertes (auto)suggestives Präparat zur Veränderung von Erleben und Verhalten ohne pharmakologischen Wirkstoff. Wissenschaftlich ausgedrückt stellen sie Open-Label-Placebos (OLPs) dar, und in der vorliegenden Konzeption *individualisierbare* offene Placebos.

Changers werden in einer arzneimittelähnlich anmutenden runden Dose verpackt (Abb. 3). Diese wird – neben dem Ziel- bzw. Ressourcenbild – beschriftet mit den angestrebten positiven Wirkungen, Nebenwirkungen und Langzeitwirkungen sowie Informationen zur Dosierung. In den individualisierten Varianten (Changers [individual] bzw. Changers [pro]) werden das Ziel- bzw. Ressourcenbild und die Wirkinformationen individuell entweder durch die Kundin eigenständig oder in einer Sitzung gemeinsam mit Coach bzw. Therapeut:in auf die Problem- bzw. Zielsituation angepasst, dann online bestellt, individuell konfektioniert und postalisch zugeschickt.

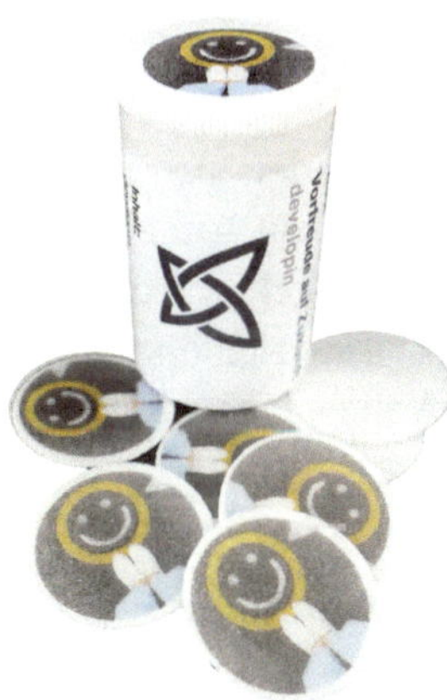

Abb. 3: Changers

Entsprechend der vorgegebenen bzw. individuell bestimmten Dosierung und des besprochenen Einnahmerituals und -zeitraums nimmt die Kundin ihr Präparat regelmäßig und/oder nach Bedarf ein und fokussiert damit ihr Bewusstsein und ihr Unterbewusstes immer wieder auf ihre Ziele, Ressourcen und den Veränderungsprozess.

In den Changers werden zahlreiche Wirkprinzipien kombiniert und in einem Tool vereint, u. a.

- Suggestion und Autosuggestion,
- die motivierende Kraft positiver Bilder auf unser Gehirn,
- die ritualisierte Einnahme eines Heilmittels,
- die Programmierung des Unterbewussten,
- *smart* definierte Ziele.

Detaillierte Beschreibungen zu allen Wirkprinzipien finden sich in Kapitel 5.

Changers machen sich die Erkenntnisse therapeutischer Wirkprinzipien und der OLP-Forschung zunutze. Changers sind die vermutlich ersten *individualisierbaren* OLPs zur Veränderung von Erleben und Verhalten, die systematisch erprobt, evaluiert und auf den Markt gebracht wurden.

Changers sind aktuell in zwei Varianten erhältlich: Neben den individualisierbaren Changers gibt es vorgefertigte Changers[themen].

4.1 Vorgefertigte Changers

Unter der Rubrik [themen] finden sich auf der Website Readymade-Changers, die für eine Reihe von Anliegen mit ausgewählten Wirkzielen und Zielbildern entwickelt wurden (Abb. 4). Menschen, die sich auf ein bestimmtes Ziel ausrichten und sich selbst helfen wollen, können dort die für ihr Anliegen bzw. Ziel passenden Changers auswählen.

4.2 Individualisierte Changers

Unter der Rubrik [individualisieren] können Kund:innen[14] und Profis Changers für die spezifische Situation mit Wort und Bild personalisieren, um mit einem maßgeschneiderten OLP den Veränderungspro-

14 Damit sind sowohl Kund:innen des Produkts als auch gleichzeitig Kund:innen als »kundige Menschen« in Jürgen Hargens' Sinne gemeint. Der Begriff Kund:in hat durch ihn eine ganz wunderbare Bedeutungsgebung erfahren, womit er seine Wertschätzung ihrer Expertise zum Ausdruck bringt (Hargens 2012).

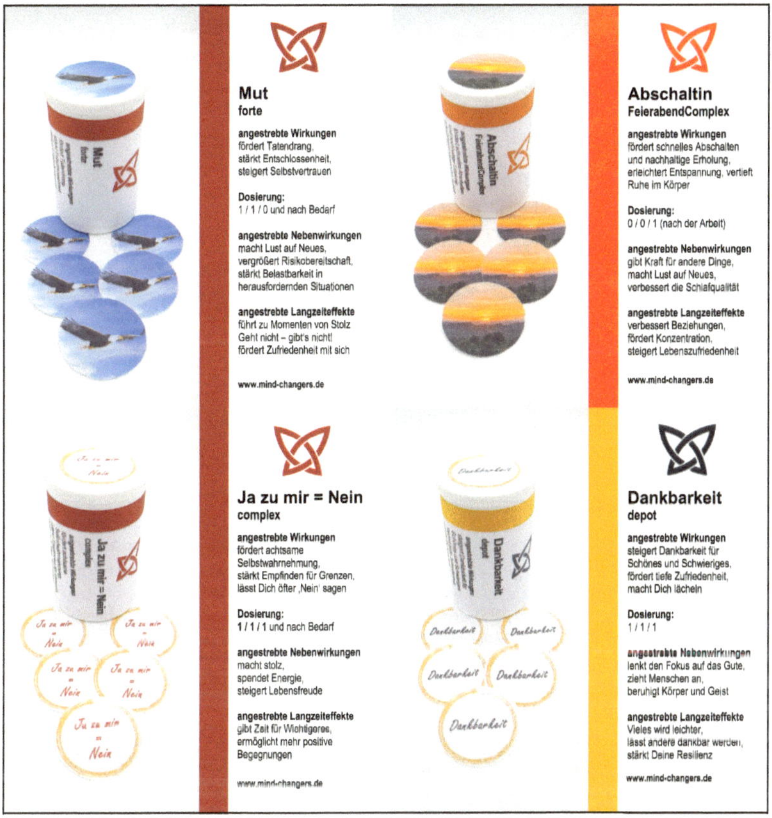

Abb. 4: Einige Beispiele von vorgefertigten Changers.

zess zu unterstützen. Anleitungen zur Individualisierung sowohl für Kund:innen, die sich selbst helfen möchten, als auch für Therapeut:innen, Coachs und Berater:innen finden sich auf der Website unter der jeweiligen Rubrik bzw. im Anhang dieses Buches.

Das vorliegende Buch beschäftigt sich in erster Linie mit der Changers-*Intervention,* also damit, wie Therapeut:innen, Coachs und Berater:innen Changers kunstgerecht anwenden können. In Kapitel 7 finden sich die 12 Anwendungsschritte der Changers-Intervention detailliert beschrieben.

Die Abbildungen Abb. 5 a–i zeigen Ergebnisse aus der Arbeit mit einigen Klient:innen, die der Veröffentlichung ihrer Changers und ihres kurzen Erfahrungsberichts zugestimmt haben.

<table>
<tr><th>Changers</th><th>Etikett</th></tr>
<tr><td>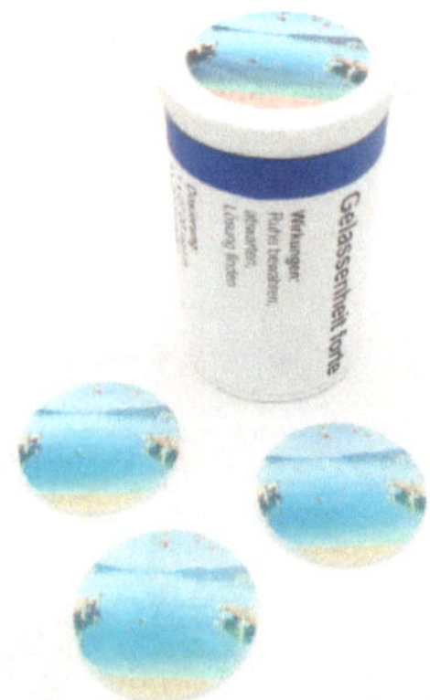
</td><td>Gelassenheit forte

Wirkungen:
Ruhe bewahren,
abwarten,
Lösung finden

Dosierung:
1 x 07.00 täglich
1 x 20.00 täglich

Nebenwirkungen:
Lebensfreude,
Zuversicht,
Ruhe

Langzeitwirkungen:
Alles ist gut.
Alles wird gut.</td></tr>
<tr><td colspan="2">Anna, Juristin
»Ich nehme meine Changers nun auch schon seit Längerem. Individuell auf mich und meine Bedürfnisse und Sorgen abgestimmt, kann ich nun selbst aktiv durch die Einnahme mitwirken. Und das Wichtigste – sie haben mir tatsächlich geholfen. Durch die bewusste Einnahme habe ich dauerhaft zu mehr Gelassenheit und Selbstliebe im Alltag gefunden und somit meine Lebensqualität erheblich gesteigert.«</td></tr>
</table>

<table>
<tr><td>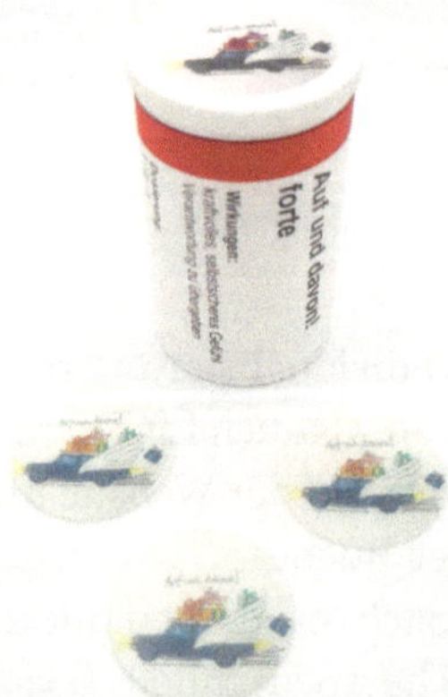
</td><td>Auf und davon!
forte

Wirkungen:
Kraftvolles, selbstsicheres Gefühl,
Verantwortung zu übergeben

Dosierung:
1/0/1

Nebenwirkungen:
Lust,
Energie,
gute Zeit zum Malen

Langzeitwirkungen:
dance, dance, dance
Freiheit
Harmonie</td></tr>
<tr><td colspan="2">Dori, Künstlerin
»Ich nehme Changers schon länger und bin sehr begeistert. Die individuell mit meinem Berater erarbeiteten Changers haben bei mir eine schnelle und nachhaltige Veränderung bewirkt. Ich konnte lang eingefahrene Verhaltensmuster loslassen. Ich kann wieder frei atmen und kreativ arbeiten, Zweifel sind verschwunden, Stärke, Sicherheit und Lebensliebe habe ich gewonnen. Fühle mich gelöster und ausgeglichener. Ein toller Weg zur Veränderung, so simpel und so wirksam.«</td></tr>
</table>

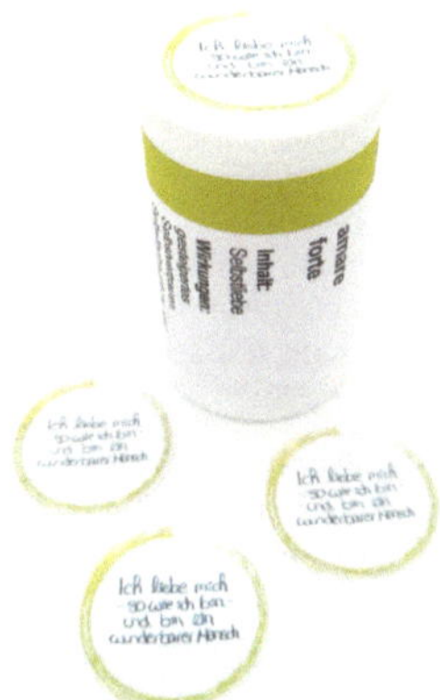

amare forte

Inhalt:

Selbstliebe

Wirkungen:

gesteigertes Selbstvertrauen, Selbstbehauptung und Leichtigkeit

Dosierung:

1/0/1

Nebenwirkungen:

Freiheit, Zufriedenheit, Entspannung.

Langzeitwirkungen:

gesteigerte Intuition und Selbstwahrnehmung,

Lebensfreude und Erfüllung,
Zufriedenheit und Aktivität

Jeanine, Lehrerin
»Die Changers haben meine Sicht auf meine Person und mein Leben verändert. Während ich vor dem Coaching den Satz ›Ich liebe mich – so wie ich bin – und bin ein wunderbarer Mensch.‹ nicht hätte aussprechen können, erinnern mich die Changers immer wieder an meine Selbstliebe und daran, dass ich für mich und meine Bedürfnisse einstehen darf und kann.«

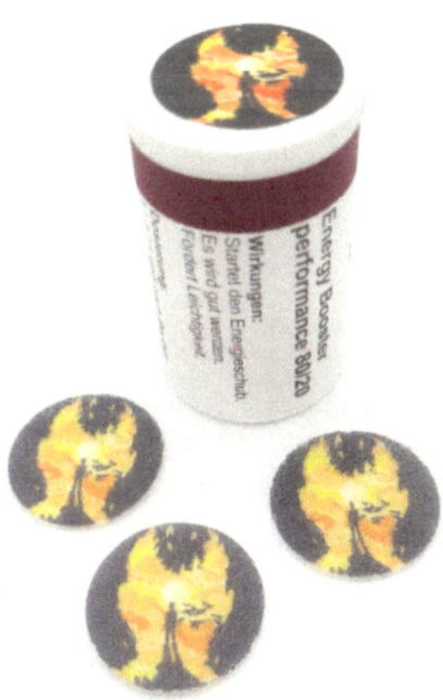

Energy Booster
performance 80/20

Wirkungen:

Startet den Energieschub.
Es wird gut werden.
Fördert Leichtigkeit.

Dosierung:

1/1/1 und nach Bedarf

Nebenwirkungen:

Gesteigerte Lebensfreude,
Beweglichkeit und Vitalität
Macht Lust darauf, Freunde zu treffen.

Langzeitwirkungen:

Spürbar andauernde Lebensfreude.
Verleiht Sicherheit im Leben.
Es macht richtig Spaß.

Bartho, Unternehmer
»Meine individuellen Changers unterstützen mich täglich bei der Leistungssteigerung im Job. Ich nutze sie, um mehr Fokus, Achtsamkeit und Konzentration aufs Wesentliche zu fördern. Ich nehme sie 3-mal täglich, was mir hilft, Fokus zur Gewohnheit werden zu lassen. Sie wirkten bei mir direkt von Beginn an. Ein echter Gamechanger. Sehr zu empfehlen!«

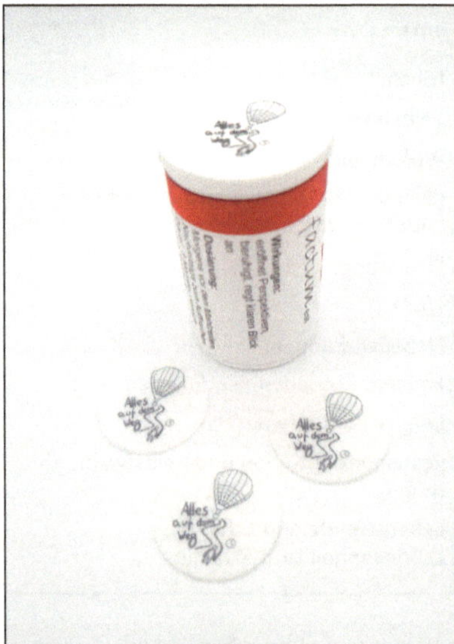

factum est

Wirkungen:

Eröffnet Perspektiven,
beruhigt,
regt klaren Blick an

Dosierung:

Morgens vor den Mahlzeiten,
nachmittags zum Auffrischen
Dauer: 3 Monate, danach
nur noch morgens

Nebenwirkungen:

Öffnet meinen Geist,
macht freundlicheren und gelasseneren Gesichtsausdruck,
ermöglicht frei zu reden

Langzeitwirkungen:

Gelassenheit und anhaltende Akzeptanz,
regt Erleben und Ausdrücken von Emotion und Nähe an, sensibilisiert

Gerd, Senior Engineer
»Eine anhaltende psychische Belastung hat mich so weit verändert, dass ich nicht mehr wirklich in der Lage war, neue Perspektiven für mich zu erkennen und zu nutzen. Es fiel mir schwer, mich emotional auf meine Familie einzulassen. Ich wollte gelassener sein und mich wieder auf Dinge einlassen können, die ich mir verboten habe. Mir fehlte mein Selbstwertgefühl. Durch das für mich designte *factum est* (frei übersetzt – es ist vollbracht) habe ich eine starke Unterstützung gefunden, die mir die Möglichkeiten gibt, meinen Blick zu schärfen und zu erkennen, dass es für mich immer einen Weg gibt.«

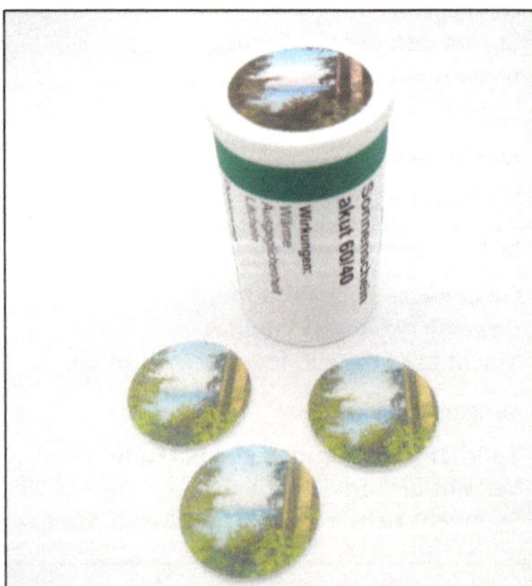

Sonnenschein akut 60/40

Wirkungen:

Wärme
Ausgeglichenheit
Lächeln

Dosierung:

1/0/0 und nach Bedarf

Nebenwirkungen:

fördert klare und einfache Gedanken
fördert Wohlwollen
fördert Empathie und Verständnis

Langzeiteffekte:

allgemeine Zufriedenheit

Victoria, Studierende
»Seitdem ich *Sonnenschein akut* nehme, sehe ich mehr und mehr die schönen Momente im Alltag. Es sind die kleinen Sachen, die mir auffallen, die aber einen großen Effekt auf meine Stimmung haben. Die Sonnenstrahlen auf dem Gesicht sind wärmer und der Wind ist frischer.«

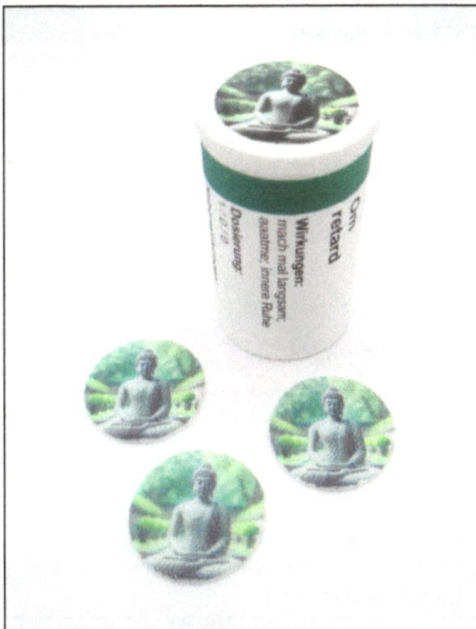

Om retard

Wirkungen:

mach mal langsam
aaatme
innere Ruhe

Dosierung:

1/0/0

Nebenwirkungen:

es wird ruhig
es kommt, wie es kommt
klärt und erweckt Lebensenergien

Langzeitwirkungen:

pure Lebensfreude
es ist wie es ist und alles ist gut
heitere Gelassenheit

Bei Überdosierung:

inneres Schmunzeln

Andrea, Sozialarbeiterin
»Mein Changer heißt ›OM retard‹ – Yoga zum Einnehmen und Runterkommen – und gleichzeitig mit Langzeitwirkung. Denn die freundlichen Oblaten sind ein Wirkverstärker dessen, was in der Beratungssitzung angestoßen wurde.«

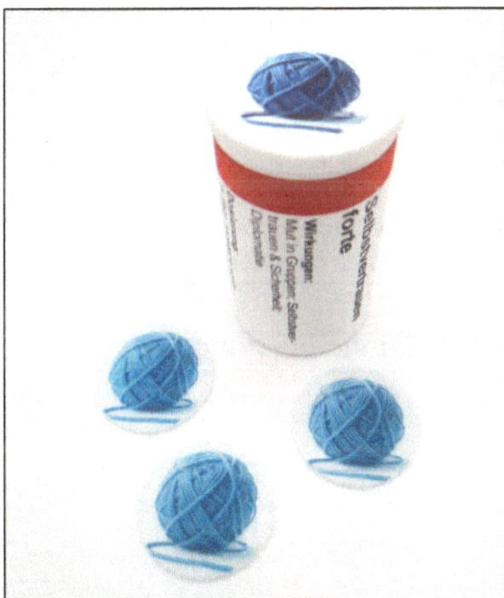

Selbstvertrauen forte

Wirkungen:

Mut in Gruppen
Selbstvertrauen und Sicherheit
Diplomatie

Dosierung:

1 x tägl. morgens vorm Runtergehen + bei Bedarf

Nebenwirkungen:

Disziplin fürs Weitermachen
Disziplin fürs Anfangen
Selbstzufriedenheit

Langzeitwirkung:

Lernen-Leben-Balance
Natürliche Präsenz
Abgrenzung von Gefühlen anderer

Mia, Schülerin, 15 Jahre
»Nach der Einnahme meines Changers über circa 2 Monate kann ich rückblickend folgende Ergebnisse und Entwicklungen feststellen: Zum einen merke ich, dass ich in Interaktionen mit anderen einen weniger ausgeprägten Selbstdialog habe, was mir ermöglicht, mehr im Gespräch zu partizipieren. Darüber hinaus habe ich vor neuen Erfahrungen weniger negative Gedanken und stehe ihnen häufig sogar positiv entgegen. Dadurch konnte sich mein Selbstvertrauen stärker ausprägen und ich erlangte mehr Freiheit und Zeit neue Dinge auszuprobieren. Zusammenfassend lässt sich also sagen, dass die regelmäßige Einnahme meines Placebos zum Eintreten meiner erdachten Wirkungen und Nebenwirkungen geführt hat. Das Eintreten der Langzeitwirkungen ist noch abzuwarten.«

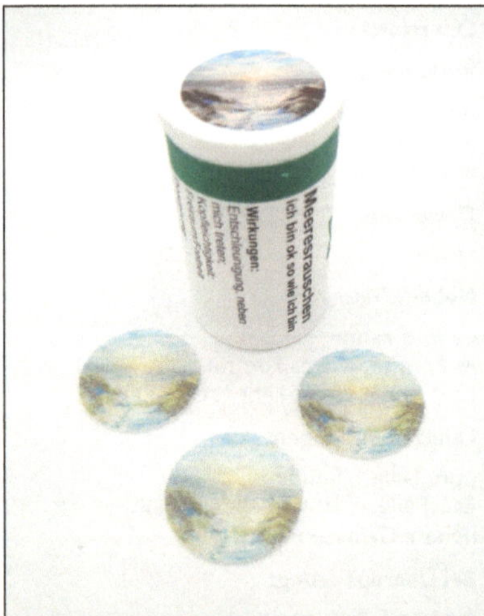

Meeresrauschen

ich bin ok, so wie ich bin

Wirkungen:

Entschleunigung, neben mich treten
Kopfleichtigkeit
Freiraum/Freiheit

Dosierung:

nach Bedarf

Nebenwirkungen:

besseres Einschlafen und Durchschlafen
Nacken- und Körperbefreiung
Bauchatmung

Langzeiteffekte:

Kopfleichtigkeit
im Hier und Jetzt leben
Alltagsgelassenheit

Alice, Fallmanagerin
»Seit fast 2 Monaten lebe ich nun mit ›Meeresrauschen‹ ... Und es ist gut, richtig gut! Nicht überraschend, ist die Dose auf'er Arbeit schon fast leer und die zu Hause halb voll.☺ Es tut gut, eine Oblate zu nehmen und mich mit den positiven Sätzen zu verbinden. Auch die ›Bedarfsmedikation‹ gelingt mir. Ich habe definitiv weniger Migräne und besseres Schlafen ... it's unbelievable ...

Update 8 Wochen später:

Nach wie vor ist das Medikament eine wunderbare Unterstützung im Alltag für mich. Ich weiß gar nicht, wie oft ich das nehme ... immer nach Bedarf – mal mehr mal weniger. In den letzten 3 Wochen war hier viel, viel Stress auf Arbeit und zusätzlich hat sich meine Musikband aufgelöst, was mir immens zugesetzt hat. In der Zeit habe ich täglich eine Oblate genommen, manchmal auch zwei. Trotzdem habe ich Migräne bekommen und schlecht geschlafen – aber insgesamt allemal besser, als ich das von mir kenne. Ich denke, ich muss demnächst mal Nachschub bestellen.☺ «

Abb. 5 a–i: Beispielhafte Fallgeschichten für die Erstellung individueller Changers und die Wirkungen

5 Wirkprinzipien

Welche »Wirkstoffe« stecken in der Changers-Intervention?

Die psychologisch wirksamen Inhaltsstoffe dieser »Wunderpille« sind allesamt altbekannte und bewährte Wirkprinzipien (Abb. 6). Neu ist, dass eine Vielzahl von Wirkprinzipien in *einer* Intervention vereint sind, die in einer einzigen Sitzung durchgeführt werden kann:

1) Erwartungssteigerung
2) Suggestion/Autosuggestion
3) Kraft positiver Bilder
4) Einnahmeritual als Symbolhandlung
5) Zielklärung
6) Aktivierung eines lösungsförderlicheren, kreativen Geisteszustandes
7) Erinnerungsfunktion
8) Priming/Programmierung des Unterbewussten
9) Stärkung der Therapeut:in-Klient:in-Beziehung
10) Unterbrechung von Problemmustern
11) Gewohnheitenbildung
12) Selbstwirksamkeitssteigerung.

In diesem Kapitel werden die *Wirkprinzipien*, die in der Changers-Intervention aktiv sind, näher untersucht. Auch wenn die meisten Wirkprinzipien miteinander verwoben sind und teilweise ineinander übergehen, lohnt es sich doch, jedes einzelne zu beleuchten.

In allen nachfolgend aufgezählten Wirkprinzipien spielen Erwartungseffekte mehr oder weniger stark hinein. Mal ist das Wirkprinzip explizit auf die Steigerung der Behandlungserwartung ausgelegt, wie bei der *Suggestion*, mal spielt sie zwar hinein, hat aber eine implizite und eher untergeordnete Rolle, wie bei der *Unterbrechung von Problemmustern*. Erwartungssteigerung ist neben Konditionierung ein zentrales Prinzip des Placeboeffekts (siehe Abschnitt 2.5).

Das therapeutische »Erwartungsmanagement«, also das gezielte Erzeugen von positiven Erwartungen, ist ein zentrales Anliegen bei der Anwendung der Changers-Intervention. Da das Steigern von Hoffnung und Zuversicht so bedeutsam für Veränderungsprozesse und eng mit dem Placebobegriff verbunden ist, wird die vermutete Stärke des erwartungssteigernden Effekts im Folgenden bei jedem einzelnen Wirkprinzip bewertet.

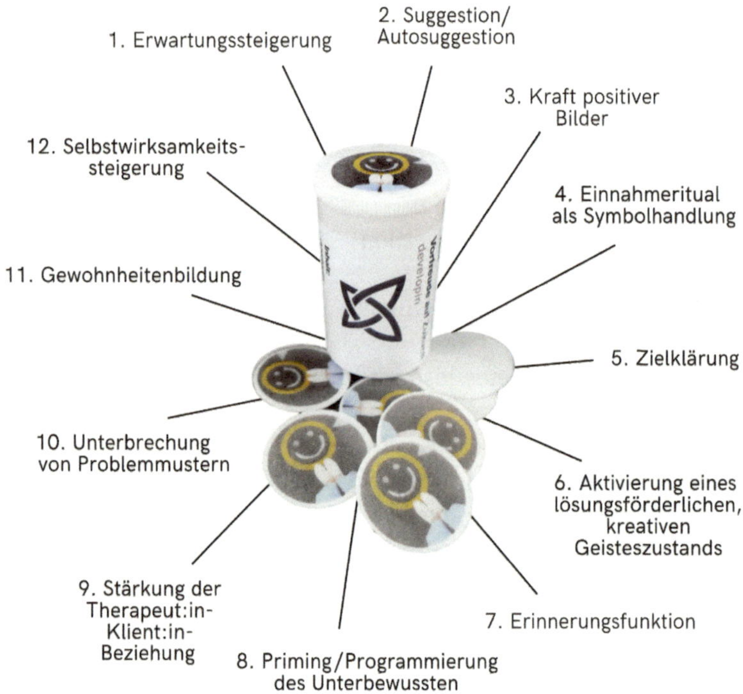

Abb. 6: Wirkprinzipien der Changers-Intervention

5.1 Erwartungssteigerung

Eine der stärksten Kräfte in der Therapie
ist die positive Erwartung des Klienten,
dass ihm geholfen wird.
Jerome Frank

Über allen nachfolgend beschriebenen Wirkprinzipien steht das Prinzip der Erwartungssteigerung. Genau diese ist nötig, um einen erfolgreichen Veränderungsprozess zu gestalten.

Die vorhandene positive Erwartungshaltung der Klientin

Bevor wir uns der Steigerung der Erwartung widmen, sollten wir verstehen, dass Menschen, die in ein Coaching, eine Therapie oder eine medizinische Behandlung eintreten, eine unschätzbar wertvolle, wenn auch bisweilen gut versteckte Ressource mitbringen: einen Grundstock an Behandlungsoptimismus, an Zuversicht.

Selbst wenn unsere Klientin pessimistisch wirkt, *muss* sie ein Mindestmaß an positiver Erwartung ihr Eigen nennen, sonst würde sie nicht den Aufwand betreiben und den Termin wahrnehmen. Auf dieser bereits bestehenden, positiven Erwartung können wir aufbauen (siehe Abschnitt 8.4).

Allein die Aussicht auf eine medizinische oder psychotherapeutische Behandlung kann bereits messbare positive Veränderungen mit sich bringen. Während die Zuversicht auf Linderung steigt, nimmt die Intensität von Symptomen ab. Diesen positiven Erwartungseffekt belegen verschiedene Studien.

In einer explorativen Studie berichten Weiner-Davis, de Shazer und Gingerich (1987), dass zwei Drittel der 30 befragten Klient:innen von Verbesserungen vor der ersten Sitzung berichten konnten:

> »In einer Studie haben wir die Frage gestellt: Was haben Sie an Ihrer Situation bemerkt, seit Sie den Termin wahrgenommen haben? Zwei Drittel der Klienten antworteten, dass sich etwas zum Besseren verändert habe, und alle gaben an, dass die Veränderungen mit den Gründen zusammenhingen, aus denen sie zur Therapie gekommen waren, und dass sie sich wünschten, dass diese Veränderungen weiterhin stattfinden würden« (Übers.: F. L.).

In einer anderen Studie zur psychoedukativ-psychotherapeutischen Behandlung von schizophrenen Patient:innen fanden Hornung und Kolleg:innen heraus, dass sich die Erwartungen an die Therapie positiv auf den Krankheitsverlauf auswirken können (Hornung et al. 1999), und zwar führten sie bereits vor Beginn der eigentlichen Behandlung zu einer Verbesserung der psychopathologischen Parameter.

Schmid und Kolleg:innen konnten wiederum zeigen, dass Patient:innen, die sich auf eine bevorstehende Behandlung mit einem Weidenrindenextrakt zur Schmerzreduktion bei Arthrose einstellten, bereits durch die Erwartung positive Effekte in der Schmerzbewältigung berichteten (Schmid et al. 2000).

Neben den positiven Erwartungen aufseiten der Klient:innen wirken auch die positiven Erwartungen aufseiten des Coachs/der Therapeutin.

Positive Erwartungshaltung der Praktikerin

Miller, Hubble und Chow (2020) beschreiben die oft schwache Überzeugung von Therapeut:innen, wirksam zu sein, obwohl inzwischen unzählige Studien die Wirksamkeit verschiedenster Psychotherapieverfahren belegen. Miller zufolge ist Psychotherapie die bestevaluierte Behandlung im Gesundheitssystem, zudem auch noch mit durchweg hohen Effektstärken. Keine andere medizinische Behandlung ist so intensiv beforscht und für wirksam befunden worden. Dennoch kranken viele Therapeut:innen an schwacher Erfolgserwartung.

Die Forschung zu den unterschiedlichen Kategorien selbsterfüllender Prophezeiungen (Rosenthal-Effekt, Pygmalion-Effekt, Golem-Effekt …) zeigt, dass die Erwartungshaltung einer Autoritätsperson in einem gewissen Umfang die Leistung und Entwicklung einer anderen Person beeinflussen kann. Insofern sollten wir immer mit einer positiven Wirksamkeitserwartung in unsere helfenden Gespräche gehen.

Vermutlich ist es ratsam, die positive Erwartungshaltung an die Veränderung der Klientin nicht nur zu *haben*, sondern sie auch zu *kommunizieren*. Von Milton Erikson wird berichtet, er habe als erwartungssteigernde Intervention »gute Prognose« in die Klientenakte geschrieben und sie offen auf seinem Tisch liegen lassen, damit die Klientin dann diesen Eintrag sehen und lesen konnte (Haley 1993).

Der Curabo-Effekt

Bertrand Graz betont, dass die positive Beziehung zwischen Behandler:in und Patient:in laut Placeboforscher Ted Kaptchuk die wichtigste Komponente im Placeboeffekt sei – gekennzeichnet durch Wärme, Empathie, Dauer der Interaktion und *Kommunikation positiver Erwartungen*. Er hält den Zusammenhang zwischen der positiven Erwartungshaltung des Behandlers und dem Erfolg der Behandlung für so bedeutsam, dass er einen eigenen Wirkfaktor namens »Curabo-Effekt« vorschlägt (lat. *curabo* = »ich werde heilen« statt *placebo* = »ich werde gefallen«) (Graz 2008).

Graz' Botschaft ist, dass wir uns der Wirkmacht unserer eigenen Erwartungshaltung bewusst sein sollten, sowohl bezüglich der eigenen

Wirksamkeit als auch der Fähigkeit des Klienten, sich zu ändern. Und wir sollten in der Lage sein, unsere Erwartungen positiv zu beeinflussen, wenn sie zeitweise nicht optimistisch genug sind.

Doch wie können wir unsere eigene Erwartungshaltung so ausrichten, dass wir bei allem Respekt für die Leiden und Zweifel unserer Klient:innen immer wieder ein gesundes Maß an Zuversicht und Zutrauen in die Klientin und ihr Entwicklungspotenzial ausstrahlen?

Wer kennt nicht die Momente aus der eigenen Praxis, bei denen die Aussichtslosigkeit der Situation und die Hoffnungslosigkeit der Klientin abfärben und einen selbst pessimistisch werden lassen. Für diese Momente brauchen wir Unterstützung, um unseren *»Ich werde heilen«-Effekt* wiederaufzubauen.

Doch wie geht das?

Sieben Wege zur Stärkung des Curabo-Effekts

1) Um den Curabo-Effekt wissen, um uns in Richtung Selbstwirksamkeit auszurichten
2) Sich die eigenen Erfolge der letzten Wochen und Monate vor Augen führen:
   Welchen Klient:innen habe ich in der letzten Zeit gut geholfen? Woran habe ich das gemerkt?
3) Wissen um die fünf Schritte zur Zuversichtssteigerung (siehe Abschnitt 8.4)
4) Den Geist überzeugen: Psychotherapie, Coaching und Beratung sind nachgewiesenermaßen hilfreiche Unterstützungsformate.
5) Wissen um die Changers als die Selbstwirksamkeit des Klienten stärkende Intervention, die Struktur und Ergebnisse in die Sitzung bringt und der Klientin ein hilfreiches Mittel mit auf den Weg gibt
6) Ausprobieren: Heute mal mit einer Extraportion Curabo in die Sitzung gehen und 30 % mehr Zuversicht ausstrahlen als sonst
7) Einen »Curabo forte«-Changer erstellen, vor der Sitzung oder zu Beginn des Praxistages zu sich nehmen und dann die Effekte beobachten.

Wenn ich als Praktiker:in Changers mit dem guten Gefühl einsetze, meiner Klientin damit etwas ganz Besonderes und Hilfreiches mit auf den Weg zu geben, stärke ich die Wirksamkeit unseres Unterfangens.

Das Steigern der Behandlungserwartung bei Klient:innen

Wie können wir die Erwartungshaltung unserer Klient:innen so beeinflussen, dass sie zuversichtlich, positiv und kreativ wird? Neben den weiteren Wirkprinzipien, die implizit oder explizit erwartungssteigernd wirken, möchte ich einige Empfehlungen geben:

- Gehe davon aus, dass alle Klient:innen immer einen Grundstock an Zuversicht mitbringen, sonst wären sie nicht gekommen.
- Nutze die fünf Schritte zur Zuversichtssteigerung (Abschn. 8.4).
- Steigere Neugier und Optimismus beim Klienten, z. B in der Form: »Ich habe da etwas wirklich Ungewöhnliches, was ich heute mit Ihnen erarbeiten möchte. Ich setze es bei vielen Klient:innen ein und ich habe damit ganz wunderbare Erfahrungen gemacht.« Oder: »Sei gespannt, was dich heute erwartet!«
- Nutze verschiedene Ausdrucksmöglichkeiten (Stimme, Körper, Gesicht), um Neugier zu kommunizieren. Die Spiegelneuronen der Klient:innen werden darauf reagieren.
- Nutze die Wundermittelfrage: »Angenommen, es gäbe ein Wundermittel …«
- Zeige eine Beispieldose der Changers, erkläre die Intervention und mache neugierig darauf.
- Exploriere ausgiebig die Haupt-/Neben-/Langzeitwirkungen der Changers – und natürlich auch die möglichen Effekte einer Überdosis: Changers machen Spaß!
- Stelle ein professionelles Setting zur Verfügung, das positive Erwartungen schürt, wie zum Beispiel professionelle Praxisräume/Website/Referenzen …
- Beschreibe andere Fälle, in denen die Changers gewirkt haben.
- Erwähne interessante Befunde aus der Placeboforschung.

Nutzung der Heilserwartung durch Einnahme einer Medizin

Neben der in die Therapie mitgebrachten *allgemeinen* positiven Behandlungserwartung, die durch hilfreiche Fragen gesteigert werden kann, nutzt die Changers-Intervention eine *spezifische* Form von Erwartungs*steigerung:* die langjährig gemachte Lernerfahrung einer Verbesserung durch die Einnahme eines Präparates und die damit verbundene positive Erwartung (Placeboeffekt).

Menschen sind es gewohnt, Behandlungen zu erhalten und Präparate einzunehmen, um ihren Zustand zu verändern. Die Einnahme von allopathischen, homöopathischen, naturheilkundlichen Medikamenten und von Nahrungsergänzungsmitteln (Vitaminen, Mineralstoffen etc.) prägt unseren Alltag. Seit der Kindheit haben wir durch Beobachtung und durch eigene Erfahrung gelernt: Die Einnahme von Präparaten hilft, Veränderungen und Heilung zu befördern. Beide Lernformen waren hilfreich, um eine positive Veränderungserwartung aufzubauen: die Beobachtung, dass es den Eltern besser ging, nachdem sie zum Beispiel ein Schmerzmittel genommen haben, und die eigene Erfahrung, dass eine Tablette Schmerzen lindern kann.

Bingel und Kolleg:innen konnten in einer Studie nachweisen, dass die lindernde Wirkung eines Schmerzmittels sich verdoppelte, wenn die Patienten wussten, dass sie ein Schmerzmittel bekamen (Bingel et al. 2011). Das bedeutet, dass zusätzlich zur physiologischen Wirkung des Wirkstoffs (Verum) eine psychologische Komponente Veränderungen begünstigt – der Placeboeffekt.

Die Placeboforschung wartet mit bemerkenswerten Erkenntnissen auf – in Bezug auf

- die Wirkbereiche von Placebos bei verschiedenen Krankheiten bzw. Themenfeldern, sowohl auf psychischer als auch auf körperlicher Ebene
- die Stärke des Placeboeffekts
- die Wirkmechanismen von Placebos.

Branthwaite und Cooper konnten bereits 1981 im Rahmen ihrer Studie zeigen, dass 78 % der Proband:innen, die ein als Aspirin verabreichtes (verdecktes) Placebo erhielten, gute bis beste Schmerzreduktion berichteten. In der Gruppe der Proband:innen, die das Verum, also die echte Aspirin erhielten, berichteten nur 11 % *mehr* Proband:innen gute bis beste Schmerzreduktion. Das bedeutet, dass gut drei Viertel (!) der Kopfschmerzpatient:innen mit dem Placebo bereits gut bis sehr gut behandelt waren. In der Gruppe, die mit der echten Aspirin behandelt wurden, waren es nur 11 % mehr Proband:innen.

Eng verknüpft mit dem Fördern positiver Erwartungen ist das Wirkprinzip der Suggestionen.

5.2 Suggestion/Autosuggestion

Der Glaube an die Wirksamkeit einer Suggestion ist oft wichtiger als die Suggestion selbst.
William James

Spätestens seit Watzlawick wissen wir, dass es nicht möglich ist, *nicht* zu kommunizieren (Watzlawick, Beavin a. Jackson 2011). Da Kommunikationen die Aufmerksamkeit des Gegenübers steuern, ist es beim Kommunizieren auch nicht möglich, *nicht* zu steuern. Dabei fokussieren wir die Aufmerksamkeit des Gegenübers in eine gewünschte Richtung, womit wir auch ständig potenzielle Suggestionen setzen.

Zum Beispiel ermöglichen bzw. erleichtern wir bestimmte Reaktionen und Antworten und erschweren oder verunmöglichen andere. So ermöglicht die *offene Frage* nach Ausnahmen vom Problem/nach besseren Zeiten (»Wann gab es Momente, die etwas besser/erträglicher waren?«) eher Antworten in die beabsichtigte Richtung als die *geschlossene* (»Gab es schon mal Momente, in denen es besser war?«) oder eine *problemorientierte Frage* (»An welchen anderen Stellen tritt dieses Problem auf?«).

Der präzise Umgang mit Sprache ist das erste und wichtigste aufmerksamkeitssteuernde Tool, das Coachs haben. Sie ermöglicht es, dem Coachee zu einem konstruktiven und kreativen Zustand zu verhelfen, der die Basis für den Einsatz weiterer Tools ist.

Aufmerksames Zuhören und genaues Formulieren beispielsweise von lösungsfokussierten Fragen bereiten auch den Boden für den Einsatz der Changers-Intervention.

Sowohl in der Einführung der Changers-Intervention (»Angenommen, es gäbe ein Wundermittel ...«) als auch in der Entwicklung des Dosenetiketts mit seinen ausschließlich positiven Wirkungen, Nebenwirkungen und Langzeitwirkungen arbeiten wir bewusst mit Suggestionen:

- *Was ist die wichtigste Hauptwirkung deines Präparats? Was bewirkt es, was verändert es in dir, wenn du es einnimmst? Was steigert, was stärkt, was fördert es – unmittelbar oder nach regelmäßiger Einnahme?*
- *Welche drei positiven Nebenwirkungen hat dein Präparat/dein Wundermittel? Was wären nette Nebeneffekte?*
- *Welche drei positiven Langzeiteffekte hat dein Präparat?*

Autosuggestion – also die bewusste, selbstinduzierte Steuerung der eigenen Gedanken –, kommt ins Spiel, wenn im Rahmen der Changers-Entwicklung Affirmationen genutzt werden, z. B: »Ich liebe mich so, wie ich bin, und ich bin ein wunderbarer Mensch.« Sie werden mit den Changers zu »essbaren« unterstützenden Sätzen, mit denen Menschen sich auch unabhängig von kraftvollen bildhaften Darstellungen (siehe Abschnitt 5.3) in konstruktiven Veränderungsprozessen begleiten können.

5.3 Die Kraft positiver Bilder – mehr als nur Metaphern oder Visualisierung

Bilder haben die Kraft, das Gehirn neu zu strukturieren.
Positive innere Bilder fördern neuronale Netzwerke,
die zu mehr Wohlbefinden führen.
Gerald Hüther

Aus der persönlichen und professionellen Erfahrung wissen wir, wie wirkmächtig Bilder sein können. Bilder können traumatisieren. Bilder können heilen. Bilder fassen zusammen, was in vielen Worten vergebens zu beschreiben versucht wurde. Ein Bild sagt mehr als tausend Worte. Bilder können positive, wohltuende, freudige, entspannende Erfahrungen und Erinnerungen ermöglichen.

Positive Bilder können motivieren, sie können eine Ausrichtung ermöglichen und an das Ziel erinnern.

Bilder mit einer individuellen positiven Bedeutung oder Assoziation sind geeignet, um Veränderungsprozesse zu befördern. Daher nutzen zahlreiche Ansätze in Therapie und Coaching über verschiedene therapeutische Schulen hinweg dieses Wirkprinzip. Insbesondere gilt dies für die Hypnotherapie, die Metaphernarbeit in der Systemischen Therapie, Impact-Techniken, MBSR, NLP, Imagery Rescripting & Reprocessing Therapy, Vision Boards, lösungsfokussierte Kunsttherapie und katathymes Bilderleben (Katathym Imaginative Psychotherapie, Abk. KIP).

Die Wirkung eines schönen Ortes in der Natur kann Balsam für die Seele sein. Und das Abbild, zum Beispiel ein Foto dieses Ortes, kann diesen Balsam konservieren und es ermöglichen, ihn neu aufzutragen und wieder zu erleben.

Metaphern – in Worten gedachte Bilder

Einen Sonderfall eines Bildes stellt die Metapher dar. Metaphern sind ein oder mehrere Worte, die aus ihrem ursprünglichen Bedeutungszusammenhang genommen und in einen neuen übertragen wurden.

Solche bildlichen Übertragungen können sehr hilfreich sein. Sind sie einmal gefunden, können sie zu einem wichtigen sprachlichen Knotenpunkt im gewebten Sprachnetz werden und die therapeutische Konversation ausrichten. Sie erzielen eine gewisse Sogwirkung, lenken die Aufmerksamkeit. Daher ist es wichtig, positive, konstruktive Metaphern zu (er)finden. Entweder werden sie spontan vom Klienten genannt und können entsprechend aufgenommen werden – oder sie werden konkret erfragt: »*Wenn Sie an das genannte Ziel XY denken, welches Bild kommt Ihnen dazu in den Kopf?*«

Beispiele für konstruktive Metaphern von Klient:innen:

- das innere Feuer wieder entfachen
- das innere Kind umarmen
- Licht am Ende des Tunnels sehen
- Phönix aus der Asche
- der Fels in der Brandung sein

In einer systematischen Überprüfung der Literatur zeigten McMullen und Tay (2023), dass Metaphern in der Psychotherapie häufig verwendet werden und mit positiven Ergebnissen innerhalb einer Sitzung verbunden sind.

Maja Storch, Entwicklerin des Zürcher Ressourcen Modells und Vertreterin der Embodiment-Theorie, betont in ihrem Vortrag »Embodiment in Aktion«[15], dass der Körper Worte verstehen könne, indem er ihren sinnlichen Gehalt im Gehirn simuliere. Beispielsweise könne das Wort »Zimt« entsprechende Geruchszonen im Gehirn aktivieren. Das Verstehen der Bedeutung von Worten erfolge über ihre sensomotorische Simulation. Insofern erleichtere man das Verstehen, wenn man Worte mit hohem sinnlichen Gehalt oder Bilder benutze.

Dies trifft für Metaphern zu: Sie sind Worte mit hohem sinnlichen, meist bildhaften Gehalt.

Aber auch wenn Metaphern wirken, so haben sie doch einen entscheidenden Nachteil: Das gesprochene Wort ist vergleichsweise

15 Eröffnungsvortrag des 2. Fachkongresses »Reden reicht nicht!?«. Verfügbar unter: https://youtu.be/1eOTCsYtrQY?si=0-6-TdOkwDueBbKh [31.1.2025].

flüchtig. Es ist vergänglich, nicht von Dauer. Bestenfalls prägen sich einzelne Worte in einer Sitzung so ein, dass sie mit hinausgenommen werden und im Leben des Klienten eine Wirkung entfalten können. Leider zeigt die Erfahrung, dass auch noch so bedeutungsvolle Gespräche mit einer starken Metapher verblassen und im turbulenten Leben der Klientin wieder in den Hintergrund treten.

Wenn wir die Wirkung der beispielhaft erwähnten Metaphern stärken wollen, können wir sie bildlich darstellen. Wer nicht selber zeichnen oder malen will, kann sich von künstlicher Intelligenz unterstützen lassen. Die folgenden Bilder (Abb. 7 a–e) wurden mithilfe von ChatGPT-4o bzw. DALL·E 3 erstellt und repräsentieren die oben genannten Metaphern.

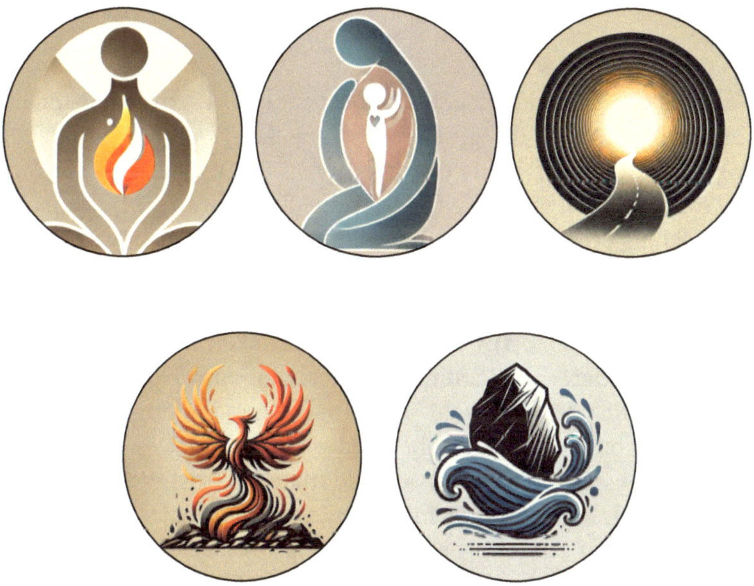

Abb. 7 a–e: KI-generierte bildhafte Darstellung verschiedener Metaphern: Das innere Feuer wieder entfachen – Das innere Kind umarmen – Licht am Ende des Tunnels sehen – Phoenix aus der Asche – Fels in der Brandung.

Imaginierte Bilder (Visualisierung)

Dass die Visualisierung eines Bildes wirksamer ist als verbale Methoden, belegen Simpson und Arntz (2020). Sie unterstreichen, dass mentale Bilder stärkere emotionale Reaktionen hervorrufen und daher eine Schlüsselrolle in der Traumabehandlung und der Schema-Therapie spielen.

Die umfassende Übersicht von Öztürk (2023) bestätigt, dass *visuelle Imagination* in der Behandlung von psychischen und physischen Erkrankungen, einschließlich Angst und Depression, wirksam ist und oft effizienter als pharmakologische Interventionen, indem sie Serotonin, Dopamin und Oxytocin freisetzt.

Da Menschen aber in unterschiedlichem Ausmaß fähig sind, Bilder zu visualisieren, ist es fraglich, wie stabil die Wirksamkeit dieser Methode ist.

Gesehene Bilder

Während das Imaginieren eines Bildes bereits wirksam sein kann, hat ein materielles Bild, das gesehen und angefasst werden kann, einen unmittelbareren Effekt, da es nicht nur in der Vorstellung, sondern real existiert. Zudem kann es durch seine Existenz an die gewünschte Entwicklung erinnern. Bildkartensets erfreuen sich daher wachsender Beliebtheit, um vergangene, aktuelle und künftig erwünschte Zustände zu identifizieren.

Es wurde noch relativ wenig zur Wirksamkeit von Methoden, die materielle Bilder/visuelle Stimuli in Coaching und Therapie nutzen, veröffentlicht oder geforscht. Dabei ist anzunehmen, dass die im Prozess besprochenen Metaphern oder Ziel- bzw. Ressourcenbilder nachhaltiger wirken, wenn sie als Bild materiell existieren und anzuschauen sind. Bilder können in verschiedenen Formaten ausgedruckt werden – klein zum Mitnehmen oder groß zum Aufhängen. Sie können uns als Bildschirmhintergrund auf PC und Handy den Tag über begleiten und helfen uns so, immer wieder den Fokus auf eine gewünschte Entwicklung zu legen.

Daszkowski beschreibt in Franzen u. Menzen (2022), dass rezeptive Kunsttherapie, bei der Patient:innen Kunstwerke betrachten, eine effektive Methode sein kann, um nonverbale Kommunikation zu fördern und emotionale Blockaden zu lösen. Zudem konnten Arabnejad, Baheri und Askarizadeh (2022) aufzeigen, dass bildgestützte kognitive Therapie nicht nur depressive Symptome lindert, sondern auch das

Selbstwertgefühl verbessert, was für die Behandlung chronischer Depressionen entscheidend ist.

Oral eingenommene Bilder

Bei den meisten Ansätzen werden Bilder in Form von Metaphern (sprachlich) oder als Visualisierung imaginiert eingesetzt. Seltener werden reale Bilder therapeutisch genutzt. Mit den Changers gehen wir noch einen Schritt weiter. Das zuvor besprochene motivierende und heilsame Ziel- oder Ressourcenbild wird entweder fotografiert, gemalt, im Internet gesucht oder mit einer KI generiert, dann auf den Dosendeckel und alle Changers-Oblaten gedruckt, um dann von der Klientin über die Oblate regelmäßig eingenommen zu werden. Ab diesem Zeitpunkt begleitet es für eine gewisse Zeit die Klientin im Alltag, es lacht sie täglich auf der Dose an. Das positive Bild wird buchstäblich einverleibt und durch die regelmäßige Einnahme eins mit der Klientin:

»Ich *bin* der ruhige See.«
»Ich *bin* das starke Schutzschild.«
»Ich *bin* die bunte Explosion.«

Mehr als eine Affirmation mit gedachten oder gesprochenen Worten kann das eingenommene Bild mit seinen sinnstiftenden Bedeutungsgebungen *im* Patienten wirken.

Es steht zu vermuten, dass ein im Coaching- oder Therapieprozess entwickeltes Ziel- oder Ressourcenbild, das als »Medizin« regelmäßig eingenommen wird, nochmals wirksamer ist als ein besprochenes, ein visualisiertes oder ein betrachtetes Bild.

> Ein eingenommenes Bild ist wirksamer als
> ein gesehenes Bild ist wirksamer als
> ein visualisiertes Bild ist wirksamer als
> ein beschriebenes Bild.

5.4 Das Einnahmeritual als Symbolhandlung

Eine symbolische Handlung ist oft eine der kraftvollsten Interventionen, um Veränderungen zu initiieren, da sie direkt das Unbewusste anspricht.
Milton H. Erickson

Stefan Schmidt beschreibt in seiner sehenswerten Antrittsvorlesung »Nur eine Tablette? Medizinische Rituale und Systemisches Denken«[16] eindrücklich, wie medizinische Behandlungen als *Ritual* verstanden werden können. Ein Ritual definiert er als »eine Abfolge von Handlungssequenzen, die symbolhaft verdichtet mit einer führenden Metapher sowohl offene als auch geschlossene Elemente beinhaltet, die eine kollektive Sichtbarkeit bzw. Bedeutung und eine hohe Bedeutungserwartung hat und außerhalb des Gewöhnlichen liegt«.

Ted Kaptchuk (2011) definiert ein *Heilritual* als ein »kulturell akzeptiertes [...] Narrativ von Macht« (Übers.: F. L.).

Als Elemente eines Heilrituals beschreibt Schmidt

1) eine Beziehung (Arzt/Therapeut <=> Patient/Klient)
2) eine Heilstätte (ein nicht alltäglicher Ort, der Sicherheit ausstrahlt)
3) ein Narrativ (das für den Empfänger anschlussfähig ist)
4) eine Abfolge von Handlungen (von Begrüßung über Diagnose zu Intervention/Verschreibung)
5) eine Verinnerlichung/Verkörperung von wirksamen Kräften (eine einzunehmende Medizin, eine Akupunkturnadel ...)
6) eine Evaluation (Bewertung des Erfolgs).

Tabletten signalisieren laut Schmidt potente Kräfte: Die kleinste Dosis kann massive Wirkung haben – sie kann zum Beispiel das Bewusstsein ausschalten, sie kann töten, sie kann aber auch heilen. Tabletten seien damit Träger und Symbol medizinischer Erkenntnis und eine Projektionsfläche der Moderne.

Darüber hinaus kann das Einnahmeritual als *Symbolhandlung* verstanden werden. Symbolhandlungen sind solche, die über ihre unmittelbare physische Ausführung hinaus eine tiefere, symbolische Bedeutung haben. Mit einer Symbolhandlung werden komplexe Ideen und Emotionen durch einfache Handlungen ausgedrückt.

Eine sehr bekannte Symbolhandlung ist die des Abendmahls, bei dem in der heiligen Messe die konsekrierte Hostie als Leib Christi gereicht wird. Diese Handlung stellt einen zentralen Akt des Glaubens und der Anbetung dar, der gleich mehrere spirituelle und theologische Bedeutungen in sich trägt:

16 Antrittsvorlesung im Rahmen der Stiftungsprofessur am 13.11.2018 im Audimax der Uni Freiburg. Verfügbar unter: https://www.youtube.com/watch?v=jEgnx8ku5aI [4.12.2024].

- eine tiefe geistliche Verbindung mit Christus,
- das Gedenken an sein letztes Abendmahl,
- das Gedenken an sein Opfer,
- die Einheit der Glaubensgemeinschaft,
- die Vergebung der Sünden und
- die geistliche Nahrung für die Gläubigen.

Mit dieser einen Handlung – des Reichens und Einnehmens der Hostie – werden diese vielen Bedeutungen verwirklicht, ohne dass sie einzeln aufgezählt oder bewusst gemacht werden müssten. Diese *eine* Handlung steht für *viele* Bedeutungen.

Symbolhandlungen sind wirkmächtig, nicht nur im religiösen Kontext, sondern u. a. auch

- in der Politik:
  - der Handschlag (Rabin und Arafat)
  - der Kniefall (Willi Brandt)
  - der Bruderkuss (Breschnew und Honecker)
- in Kultur und Tradition:
  - das Tauschen der Ringe bei einer Eheschließung
  - das Niederlegen von Kränzen und Blumen
  - das Tragen von schwarzer Kleidung bei Beerdigungen
- im Sport:
  - das Spielen von Nationalhymnen
  - das Hissen der Flaggen
  - das Übergeben der Medaillen.

Und auch in der Medizin gibt es Symbolhandlungen in Heilritualen. Während Letztere im Schamanismus für uns offensichtlich Symbolhandlungen sind, sind diese für uns in der westlichen evidenzbasierten Medizin nicht ganz so klar ersichtlich. Es gibt jedoch Symbolhandlungen, die nicht nur der physiologischen Behandlung dienen. Das Tragen des weißen Kittels und des Stethoskops ist häufig im Rahmen der aktuellen Behandlung nicht nötig – dennoch vermittelt es Professionalität und schürt positive Erwartungen. Unter diesem Aspekt sind Anamneseerhebung, Medikamentenverordnung, Durchführung von Untersuchungen und Diagnosemitteilung, sind Visiten im Krankenhaus oder das regelmäßige Messen von Vitalzeichen sowie die Verabreichung von Medikamenten immer *auch* symbolische Handlungen, die den Patient:innen ein Gefühl von Stabilität und Kontrolle geben und darüber hinaus positive Behandlungserwartungen schüren.

Ebenso werden in der Psychotherapie Symbolhandlungen eingesetzt, um unbewusste Prozesse sichtbar zu machen, emotionale Heilung zu fördern und persönliche Wachstumsprozesse zu unterstützen. In der systemischen Therapie beispielsweise werden symbolische Handlungen im Rahmen von Aufstellungsarbeit (Familien- oder Strukturaufstellungen) genutzt, um Beziehungsdynamiken und systemische Verstrickungen zu verdeutlichen und zu bearbeiten.

Insbesondere das Einnehmen einer Medizin, das Schlucken, das sich Einverleiben des Präparats, der helfenden Substanz ist eine ritualisierte und weltweit verbreitete Symbolhandlung, die einen heilsamen Effekt entfalten kann. Die ritualisierte Medikamenteneinnahme selbst ist Teil eines größeren, mächtigen Heilrituals. Indem die Tablette geschluckt wird, wird sie, wird ihre Potenz Teil von mir.

Das Wirkprinzip der Changers-Intervention entfaltet sich ebenfalls im Einnahmeritual, nämlich der bedruckten Oblate. Das Einnahmeritual kann als universelles, uraltes Muster verstanden werden, das in verschiedenen Mythen, Religionen und Kulturen auftaucht. In der Changers-Intervention nutzen wir dieses als Ressource für die Veränderung. Die Einnahme steht damit symbolisch für Heilung, für Transformation bzw. für den Weg der Zielerreichung sowie das Ziel an sich. Über den Weg des materiellen Einverleibens wird die Klientin eins mit Ziel, Zielbild und Wirkbeschreibungen.

Insofern ist es nicht ungewöhnlich, dass Veränderungen mithilfe von Changers meist nicht mit energieraubender Arbeit einhergehen, sondern sich leicht und automatisch durch die Einnahme und das symbolische Einswerden mit dem Ziel vollziehen.

5.5 Zielklärung

Ein klares Ziel ist wie ein Kompass in der Therapie.
Es lenkt den Prozess und zeigt sowohl dem Klienten
als auch dem Therapeuten die Richtung.
Steve de Shazer

Die Wichtigkeit von Zielklärung und Zielkonkretisierung in Psychotherapie und Coaching wird durch zahlreiche Studien belegt. Geurtzen und seine Kolleg:innen fanden beispielsweise heraus, dass klar definierte Therapieziele positive Auswirkungen auf den Behandlungserfolg und die therapeutische Allianz haben. Klarheit über die Ziele, die zu Beginn der Therapie explizit festgelegt und regelmäßig besprochen wurden, führte zu besseren Behandlungsergebnissen (Geurtzen et al. 2020).

Usyatynsky (2024) konnte belegen, dass eine einstündige zusätzliche Sitzung zur Zielklärung in der kognitiven Verhaltenstherapie bei Insomnie positive Effekte auf die Adhärenz hatte.

Ein weiterer spannender Befund kommt von Kernberg (2024). Er fand heraus, dass die Übereinstimmung zwischen den initialen Therapiezielen von Patient:in und Therapeut:in essenziell für den Therapieerfolg ist. Dieser Befund passt sehr gut zum Prinzip der nichtwissenden Haltung in der lösungsfokussierten Praxis, bei der konsequent die Ziele des Klienten erarbeitet werden und die Therapeutin möglichst keine eigenen anderen, ggf. therapeutisch wertvollen Ziele einbringt.

Das Arbeiten mit Changers stellt eine zielklärende Intervention dar. Sie helfen, Klarheit zu entwickeln, in welche Richtung der Klient sich entwickeln will. Selbst wenn bereits vor Beginn der Changers-Intervention im Coaching- oder Therapieprozess Wünsche, Ziele und Erwartungen geklärt wurden, so ermöglicht doch die Entwicklung der Changers eine noch eingehendere Klärung der (Entwicklungs-) Ziele. Es

lohnt sich, ausreichend Zeit für die Entwicklung der Wirkungen, Nebenwirkungen, Langzeiteffekte etc. einzuplanen. Je mehr Zeit wir dafür verwenden, umso smarter können die Ziele entwickelt werden.

5.6 Aktivierung eines lösungsförderlichen kreativen Geisteszustandes

Probleme kann man niemals mit derselben Denkweise lösen,
durch die sie entstanden sind.
Albert Einstein

Diese gern zitierte Weisheit, die Einstein zugeschrieben wird, sollte uns in unseren Gesprächen leiten. Wir müssen Klient:innen helfen, in einen anderen, einen lösungsförderlichen kreativen Geisteszustand einzutauchen und von dort aus über Veränderungen nachzudenken.

Die Einladung, eine individuelle Wunderpille herzustellen, ist an sich ein wenig schräg und vermutlich überraschend und unerwartet.

Sie gelingt am besten mit einer Prise Humor und der Überzeugung, dass wir damit sehr viel Gutes auf den Weg bringen können. Wenn wir die Wundermittelfrage stellen, ist ein Augenzwinkern immer mit dabei. Ebenso wie das Wissen um die Wirksamkeit der Intervention, die theoretische Fundierung ihrer zahlreichen Wirkprinzipien und die wissenschaftlichen Erkenntnisse zu offenen Placebos.

Wer sich als Praktiker:in auf die Changers-Intervention einlässt, wird schnell merken, dass sie nicht nur eine hilfreiche Struktur und einen roten Faden bietet, sondern auch ein großes Lösungspotenzial einlädt und in der Regel richtig Spaß macht – meist genau so viel Spaß, wie man der Klientin und sich in der Sitzung gönnt ;-).

Hand aufs Herz: Darf eine intensive und nachhaltig wirksame »Arbeit« an Veränderung *Spaß* machen, Freude bereiten, lustig und spielerisch leicht sein? Darf herzhaft gelacht werden? Oder muss nachhaltige Veränderungsarbeit tatsächlich anstrengend sein und wehtun?

Welche vermutlich selten reflektierten Überzeugungen leiten uns in unserer Arbeit?

Je mehr ich mir im Laufe der Jahre Spaß, Freude und Neugier in meinen Sitzungen gegönnt habe, umso freudiger und leichter wurden die Changers-Prozesse und umso konstruktiver die Ergebnisse. Spätestens, als ich mich getraut habe die Frage nach einer Überdosis zu stellen …

THERAPEUTIN Angenommen, du nimmst unbeabsichtigt 2–3 Stück auf einmal, … was könnte schlimmstenfalls – oder vielleicht noch eher bestenfalls (!) – passieren? Wenn du eine Überdosis von Relaxin forte eingenommen hast, was wäre dann los?

Kann zu viel des Guten gut sein? Kann das Gute überhaupt zu viel werden? Absurd? Oder auch nicht … Denn spätestens hier fängt fast jede:r an zu grinsen und tritt in den kreativen Gedankenraum ein, in dem Lösungsgedanken leichter sprudeln. Es darf endlich mal gelacht werden, und der Gedanke darf sich einfinden, dass die Lösung oder das Ziel durch eigenes Zutun, nämlich die höhere Dosierung, übermächtig wird:

KLIENT Dann würde ich auf der Arbeit nicht nur die 80/20-Regel umsetzen, sondern einen halben oder sogar einen ganzen Tag überstundenfrei nehmen und fünfe gerade sein lassen!

THERAPEUTIN Ahaaa, spannend, das klingt gut! Und was würden Sie an diesem Tag so tun?

KLIENT Genau das ist es ja. Nichts. Gaaar nichts! Einfach mal schauen, wozu ich Lust habe. Und wenn ich keine Lust habe, dann schlafe ich noch ne Runde auf dem Sofa. Oder gucke einen Film.

THERAPEUTIN Genial – das heißt, Sie könnten auch einfach mal zwei oder drei Ihrer *Relaxin forte* nehmen und einen Tag gar nichts tun. Hmm. Spannend! ... Nehmen wir mal an, Sie machen das ..., was würde das in der Folge, in den nächsten Tagen für Sie verändern?

Durch Humor und Leichtigkeit fördern wir den nötigen Kreativitätsschub.

5.7 Erinnerungsfunktion

Die Therapie muss den Fokus auf das legen,
was funktioniert, nicht auf das, was fehlt.
Klienten an ihre Stärken und Lösungen zu erinnern,
fördert Veränderung.
Steve de Shazer

Eines der wichtigsten Wirkprinzipien der Changers ist ihre Erinnerungsfunktion. Dadurch, dass die gemeinsame therapeutische Arbeit in einem physischen Objekt mündet, dadurch, dass die Ziele oder Ressourcen in einer Dose mit Changers materialisiert sind, sind sie mehr als nur ein Gedanke, mehr als nur eine gute Idee oder ein guter Vorsatz, den man in der Therapie gefasst hat. Die Früchte, die Ergebnisse der therapeutischen Arbeit werden im wahrsten Sinne des Wortes greifbar. Sie werden täglich gesehen, in die Hand genommen und eingenommen. Die Dose steht an einem ihr fest zugeteilten Ort (im Badezimmerschränkchen, auf der Küchenplatte, in Handtasche oder Rucksack, auf dem Schreibtisch ...) und ist immer präsent.

Allein dies hat eine Erinnerungsfunktion. Als ich einmal einen Klienten fragte, wie die Changers gewirkt hätten, antwortete er: »*Gut, sehr gut. Nur ..., um ehrlich zu sein ..., ich habe sie nicht genommen.*« Verwundert bat ich um Aufklärung. »*Hm. Weiß nicht, ... irgendwie war mir nicht danach, sie einzunehmen. Aber sie stehen bei mir im Raumteilerregal, das mitten in meinem WG-Zimmer steht. Dort sehe ich sie ständig. Ich habe die Dose in den letzten Wochen jeden Tag betrachtet, sie mehrfach in die Hand genommen und habe mich erinnert, was mir wichtig ist, was ich erreichen will. Und das hat irgendwie schon gereicht.«*

Die Präsenz der Dose und die Einnahme der Changers ermöglichen »dranzubleiben«, den Prozess weiterzuführen, sich täglich zu besinnen, sich zu fokussieren und zu erinnern. Sie ermöglichen es, die Veränderung in den Alltag mitzunehmen. Das Ziel und seine Ressourcen fließen auf natürliche Art und Weise mit ein. Sie werden zur Gewohnheit. Genauso, wie man sich täglich erinnert, morgens die Zähne zu putzen, die Schilddrüsentabletten oder den Blutdrucksenker einzunehmen, erinnert man sich für eine gewisse Zeit, die aus eigenen Ideen entwickelte psychologische »Medizin« einzunehmen.

Die Changers verlängern also den Veränderungsprozess in den Alltag der Klientin und helfen, das zu unterstützen, was de Shazer meinte mit dem Satz: »Die eigentliche Veränderung findet zwischen den Sitzungen statt« (de Shazer u. Dolan 2024).

5.8 Priming/Programmierung des Unterbewussten

Priming ist ein Schlüsselprozess, der uns zeigt, dass kleine und scheinbar bedeutungslose Reize tiefgreifende Auswirkungen auf das Verhalten haben können.

Ellen Langer

Priming ist ein machtvolles Mittel in der Ausrichtung des Geistes. Magier und Mentalisten wissen diesen Effekt geschickt für sich zu nutzen, indem sie beispielsweise eine Reihe von themenbezogenen Stimuli platzieren und danach scheinbar in der Lage sind, Gedanken eines Probanden zu lesen.

Neben der Erinnerungsfunktion für den bewusst denkenden Geist, für das Bewusstsein, ermöglichen wir mit den Changers ein Priming, eine Programmierung des Unterbewussten. Sobald die Dose aufgestellt und sichtbar oder in Rucksack oder Handtasche fühlbar ist, wird – gewollt oder nicht – ein Teil Aufmerksamkeit unbewusst dort gebunden. Und selbst wenn die Dose einmal nicht an ihrem ihr zugewiesenen Platz steht, fehlt sie dort, wo sie eigentlich sein sollte, und so stellt das Unterbewusste rein assoziativ eine Verbindung zum Thema her.

Das bedeutet: Selbst wenn sich der bewusste Geist nicht konkret mit den Changers beschäftigt, so erhält doch das Unterbewusste immer wieder einen Stimulus in Richtung Ziel, Ressource und Lösung.

So erklärt sich möglicherweise auch, dass nicht zwingend ein bewusstes, selbstwirksames Zutun der Klientin nötig ist, damit das Präparat wirkt und die Klientin in Richtung ihres Ziels begleitet wird.

5.9 Stärkung der Therapeut:in-Klient:in-Beziehung

Die therapeutische Beziehung ist das Herzstück der Psychotherapie; sie kann für die Veränderung wichtiger sein als jede Technik.
Irvin D. Yalom

Die aus der Perspektive des Klienten wahrgenommene Qualität der therapeutischen Beziehung ist der stärkste Prädiktor für eine erfolgreiche Therapie. Zur therapeutischen Beziehung ist in den letzten Jahrzehnten viel geforscht und publiziert worden. Mehrere Metaanalysen belegen die Bedeutung der therapeutischen Beziehung für das Therapieergebnis (Flückiger et al. 2018; Horvath et al. 2011; Nienhuis et al. 2018).

Alle Bestandteile des Herstellungsprozesses der Changers sind beziehungsförderliche Aspekte dieser Intervention:

- vom Erarbeiten der Inhalte und des Bildes in der Sitzung
- über die E-Mail-Korrespondenz zu den Inhalten des Etiketts zwecks Korrektur und die Antwort seitens der Klientin mit Rückmeldung und Bilddatei sowie
- die Bestellung und anschließende Bestellbestätigung
- bis hin zur Zustellung des Päckchens ...

Sie stärken die Wahrnehmung des Therapeuten/Coachs als einer engagierten Person und unterstützen die Beziehung: »Da kümmert sich jemand, hat Interesse an meinem Veränderungsprozess« könnten Gedanken aufseiten des Klienten sein.

Neugier und Freude sind oft groß, wenn das Päckchen ankommt. Nicht nur der therapeutische Prozess findet mit der Zustellung der Changers Eingang in den Alltag der Klientin, mittelbar tritt damit auch die Therapeutin ein Stück weit ins Leben der Klientin, da sie mit den Changers assoziiert ist. So ist mit jedem eingenommenen Changer ein wenig auch die Person des Coachs/Therapeuten mit dabei. Damit wird die therapeutische Beziehung gestärkt.

Aus diesem Grund empfehle ich, dass die Bestellung von der Praktikerin aufgegeben wird und nicht vom Coachee/Klienten. Zwar würde es die Autonomie und Selbstwirksamkeit stärken, wenn der Klient den Changer eigenständig online anfordern würde. Der beziehungsförderliche Aspekt erscheint mir persönlich jedoch relevanter, auch wenn der Bestellprozess ein wenig Zeit in Anspruch nimmt und eingeplant sowie ggf. eingepreist werden sollte.

5.10 Unterbrechung von Problemmustern

Probleme bestehen oft, weil wir die gleichen Lösungsversuche immer wieder wiederholen.
Die Kunst besteht darin, die Muster zu durchbrechen.
Steve de Shazer

Zahlreiche therapeutische Ansätze zielen auf unterschiedliche Arten und Weisen auf die Bewusstmachung und das Unterbrechen von Problemmustern ab.

- In der kognitiven Verhaltenstherapie werden dysfunktionale Denkmuster identifiziert und modifiziert.
- Verhaltensexperimente in der Verhaltenstherapie sollen zu neuen Erfahrungen und zur Veränderung bisheriger Überzeugungen führen.
- Achtsamkeitsbasierte Ansätze fördern die Bewusstheit im gegenwärtigen Moment, um u. a. automatische und reaktive Problemmuster zu erkennen und zu unterbrechen.
- Im DBT-Skillstraining werden Fertigkeiten vermittelt, die in herausfordernden Situationen eingesetzt werden sollen.
- Strategisch-systemische Therapie setzt spezifisch auf Verstörung/Perturbation, um Problemmuster zu unterbrechen und neue Muster zu ermöglichen.

Unterbrechung ist ein zentrales Element in fast allen Ansätzen, geht es doch immer um Veränderung: ohne Unterbrechung keine Veränderung.

Changers können als Unterbrecher für Problemsituationen dienen. Die Frage, ob es Situationen gibt, in denen die Changers als »Akut- bzw. Bedarfsmedikament« eingenommen werden sollten, fragt explizit nach Situationen, in denen eine Unterbrechung und eine Neuausrichtung in Anbetracht eines aktivierten Problemmusters hilfreich wäre. Diese Frage steigert die bewusste Wahrnehmung für solche Problemmuster und macht deutlich, dass die Klientin mit dem Präparat nun etwas in der Hand hat, um der belastenden Problemsituation bzw. einer drohenden problematischen Reaktion etwas entgegenzusetzen.

Diese Erkenntnis führt über zu den zwei letzten Wirkprinzipien: dem Bilden neuer Gewohnheiten und der Steigerung der Selbstwirksamkeit.

5.11 Gewohnheitenbildung

Therapie ist oft der Prozess, Klienten dabei zu helfen, neue Gewohnheiten zu entwickeln, die alte, destruktive Muster ersetzen.
Milton H. Erickson

Sowohl die Unterbrechungsfunktion als auch die Erinnerungsfunktion fördern das Bilden neuer Gewohnheiten bzw. das Stärken bereits bestehender, funktionaler. Es kann sich dabei sowohl um »innere« Gewohnheiten (Gedanken/Überzeugungen/Glaubenssätze) als auch um äußere Verhaltensweisen handeln.

Lally et al. (2010) fanden heraus, dass Gewohnheiten sich im Durchschnitt innerhalb von zwei bis drei Monaten bilden, je nach Aufwand der neuen Gewohnheit und persönlichen Umständen. Entscheidend sei dabei nicht die exakte Dauer, sondern relevant seien vielmehr die Regelmäßigkeit und die Schaffung von Auslösern sowie eine emotionale Verstärkung, die die Handlung belohnt. Changers können in diesem Sinne als regelmäßige Auslöser von hilfreichen Gedanken und Handlungen dienen.

Laut Harvey et al. (2022) kann der Erfolg in Psychotherapien gesteigert werden, wenn Gewohnheitsbildungskomponenten in therapeutische Interventionen integriert werden, um unerwünschte Gewohnheiten zu unterbrechen und gewünschte zu fördern.

Changers unterstützen durch das Prinzip der regelmäßigen und bedarfsorientierten Einnahme ebenjene Bildung funktionaler Gewohnheiten. Die Therapeutin kann die regelmäßige Einnahme und damit die Bildung neuer Gewohnheiten fördern, indem sie empfiehlt, die Changers wie besprochen einzunehmen. Im Abschnitt 7.12. wird beschrieben, dass es sinnvoll ist, Klient:innen zu bestärken, die Changers wie vereinbart regelmäßig einzunehmen. Damit stärkt die Coach/Therapeutin nicht nur ihren Expert:innenstatus bezüglich der Intervention, sondern erhöht auch deren Wirkpotenzial.

5.12 Selbstwirksamkeitssteigerung

Menschen, die glauben, dass sie handeln können, haben die größte Chance, ihre Lebensumstände zu verändern.
Milton H. Erickson

Die Absicht, die Selbstwirksamkeitserwartungen der Klientin zu fördern, steht ebenfalls bei vielen Ansätzen hoch im Kurs. Nicht nur die Verhaltenstherapie, die kognitive Verhaltenstherapie, die lösungsfokussierte Therapie oder die motivierende Gesprächsführung, sondern auch zum Beispiel die narrative Therapie arbeitet an der Selbstwirksamkeitssteigerung, indem versucht wird, die Lebensgeschichten der Patient:innen umzuschreiben, um sie positiver und empowernder zu gestalten.

Die Selbstwirksamkeitserwartung wird bei der Changers-Intervention durch ein konkretes Hilfsmittel (Changers) unterstützt. Dieses wurde mithilfe aufmerksamer, strukturierender Nachfragen der Therapeutin auf der Basis von klienteneigenen Ideen entworfen. Es ist ein Medikament, das die eigene Handschrift, die eigenen Worte, Bilder, Ideen trägt.

- *Ich habe etwas in der Hand, das ich entwickelt habe.*
- *Ich habe etwas, das passgenau für meine Situation hergestellt wurde.*
- *Ich kann etwas tun – gegen das Wiederauftreten von Problemen und zu meiner Stärkung.*
- *Ich kann etwas einnehmen und mich in der Folge anders fühlen und anders verhalten.*
- *Ich kann handeln.*

Die Selbstwirksamkeit kann noch explizit gesteigert werden, indem bei den Wirkerwartungen auf dem Dosenetikett Verhaltensweisen beschrieben werden, die nach der Einnahme umgesetzt werden sollen.

THERAPEUTIN Was werden Sie tun (können), wenn *Grenzan forte* hilft, dass Sie »sich wieder spüren«?

KLIENT Ich sage dann einfach »Nein«, wenn ich mal wieder gefragt werde auszuhelfen.

THERAPEUTIN Ahaaa! Und was machen Sie dann mit der frei gewordenen Zeit und Energie?

KLIENT Weiß nicht…, vielleicht lese ich dann endlich mal mein Buch zu Ende, oder ich geh mal in Ruhe alleine einen Kaffee trinken.

Es ist sinnvoll, die Selbstwirksamkeitserwartung von der allgemeinen Behandlungserwartung zu unterscheiden. Während die gesamte Changers-Intervention grundsätzlich auf die Steigerung der Behandlungserwartung abzielt, wird die Selbstwirksamkeitserwartung durch die neu gewonnene Handlungsbefähigung (Einnahme) und die damit verbundenen erarbeiteten Handlungen (Buch lesen/Kaffee trinken gehen) gesteigert.

6 Themen, Anwendungsgebiete, Indikation

Dieses Buch ist nach einer fünfjährigen Entwicklungs- und Testphase der Changers-Intervention entstanden und nachdem die erste kontrollierte Studie zur Wirksamkeit durchgeführt wurde. Die Summe meiner Erfahrungen aus dieser Zeit zeigt mir, dass das Anwendungsspektrum breit gefächert ist. Fast überall, wo helfende Gespräche geführt werden, wo Veränderung durch Kommunikation und Reflexion befördert werden soll, können Changers eingesetzt werden. Insofern soll es in diesem Kapitel um die folgenden Fragen gehen:

- In welchen Anwendungsfeldern und Settings sind Changers einsetzbar?
- Bei welchen Anlässen und Themen ist die Changers-Intervention indiziert?
- Was kann alles mit den Changers entwickelt, was kann auf die Changers gedruckt werden?

Changers wurden eingesetzt in Therapie- und Beratungsprozessen, in Coachings und Supervisionen im Einzel- und Mehrpersonensetting (Paare, Familien, Teams) und in der Arbeit mit Erwachsenen, Jugendlichen und Kindern; außerdem sowohl als Impact-Intervention im Rahmen eines Gesamtprozesses als auch als Methode für sich in Single-Session-Prozessen.

So vielfältig wie die Anwendungsfelder und Settings sind auch die Anlässe oder Themen, bei denen die Changers Entwicklungen befördern konnten:

- bei psychischen Störungen (u. a. Depression, soziale Phobie, Posttraumatische Belastungsstörung)
- bei psychosomatischen Störungen (u. a. Migräne, Schlafstörungen, Tinnitus)
- zur Steigerung von Achtsamkeit, Selbstliebe, Berührbarkeit
- im Kontext von therapeutischen Konzepten wie dem »inneren Kind« oder »sicheren Ort«
- zur Arbeit an funktionalen Glaubenssätzen und zur Emotionsregulation

- zur Verbesserung des Gesundheitsverhaltens
- bei beruflichen Veränderungsprozessen.

Welche weiteren Anwendungsfelder fallen dir ein?

Bei welchen Klient:innen bzw. Themen könntest du dir vorstellen, die Changers gewinnbringend einzusetzen?

Immer dann, wenn Probleme besprechbar und in Ziele verwandelbar sind, lassen sie sich auf Changers drucken und können mit der Changers-Intervention begleitet werden.

Der Blick auf die in den Fallbeispielen erstellten Dosen in Abschnitt 4.2. zeigt, dass sich in der Praxis mit der Changers-Intervention eine große Bandbreite an Anlässen, Themen und Zielen bearbeiten lässt. Entsprechend ist auch eine Vielzahl von Zielbildern möglich. Es können neben individuellen hochbedeutsamen und daher stark aufgeladenen Zielbildern auch einzelne Affirmationen oder funktionale Glaubenssätze auf die Changers gedruckt werden.

Die Changers-Intervention ist an keine bestimmte therapeutische Schule, an keinen speziellen Coachingansatz gebunden. Da jeder Hilfeprozess letztlich auf ein Ziel ausgerichtet ist, ist das mit der Klientin entwickelte Ziel in einem Bild oder in Worten auf die Changers und das Dosenetikett druckbar.

Natürlich gibt es in der Anwendung auch Grenzen, Risiken und Kontraindikationen. Diese werden in Kapitel 14, 15 und 16 besprochen.

7 Die 12 Schritte der Changers-Intervention

Wenn du als Therapeut:in entschieden hast, dass diese Situation in dieser Sitzung ein guter Moment ist, zum besprochenen Thema die Changers-Intervention einzusetzen, empfiehlt sich der folgende Ablauf:

1) Vorbereitung und Einführung
2) Wundermittelfrage
3) Wirkungen
4) Nebenwirkungen
5) Langzeiteffekte
6) Bild/Wort/Satz
7) Präparatname und Zusatz
8) Dosierung, Einnahmezeitpunkte und Aufbewahrungsort
9) Einnahmeprozedur, Einnahmeritual und Geisteszustand
10) Einnahmezeitraum, Packungsgröße und Farbstreifen
11) Überdosierungsfrage
12) Abschluss.

Die Punkte 3–7 können in ihrer Reihenfolge beliebig getauscht werden. Hierbei sollte die Klientin entscheiden, was ihr am leichtesten fällt, wo die Ideen am besten fließen, womit sie beginnen möchte.

Die einzelnen Punkte werden im Folgenden Schritt für Schritt angeleitet und näher ausgeführt.

7.1 Vorbereitung und Einführung

Ähnlich wie die lösungsfokussierte Wunderfrage in aller Regel nicht gleich zu Beginn einer Sitzung, insbesondere nicht in den ersten Minuten des Erstgesprächs, sinnvoll gestellt werden kann, sollte man auch mit der Wundermittelfrage nicht mit der Tür ins Haus fallen. Zwar wird es einige Klient:innen geben, die diese ungewöhnlichen Fragen auch in den ersten Minuten beantworten könnten, die Mehrheit jedoch wird mit einem solchen Frühstart ein wenig überfordert sein.

Unabhängig davon, ob Erst- oder Folgegespräch, sollte ausreichend Zeit eingeplant werden, den Changer zu entwickeln. Es bedarf mindestens einer halben Stunde, alle 12 Schritte zu erarbeiten. Ich bevorzuge es, eine Dreiviertelstunde Zeit zu haben. Wer Freude daran hat, bei den Wirkungsbeschreibungen zu verweilen und diese ausführlich zu explorieren, kann gut und gern eine Stunde und mehr einplanen.

Im Erstgespräch werden nach den organisatorischen Punkten und einem inhaltlichen Einstieg Klient:innen oftmals eingeladen, den Anlass ihres Kommens zu beschreiben. Es wird meist Raum gegeben, Belastendes zu berichten und den Therapeuten/Coach über die aktuelle Situation in Kenntnis zu setzen. Im Folgegespräch werden im Allgemeinen zunächst gelungene Veränderungen exploriert und gewürdigt, bevor weitere erhoffte Entwicklungen besprochen werden.

Die Umsetzung fast jeder größeren Intervention, die über das Gespräch hinausgeht, bedarf einer zumindest kurzen Erklärung, einer Einführung und des Einverständnisses der Klientin. Dies ist bei der Changers-Intervention besonders wichtig, da sie ja nicht nur die betreffende Sitzung, sondern auch die Folgesitzungen dominieren wird. Zudem wirkt sie sich ja auch ganz real auf den Alltag der Klient:innen aus. Wie auch die Verschreibung einer Medizin von der Ärztin nur im Einverständnis mit der Patientin geschehen kann, bedarf die Erarbeitung eines Changers, der in der Folge ebenfalls eingenommen werden soll, einer Erklärung und einer Zustimmung.

Die Einführung in die Changers-Intervention ist insofern ein bedeutsamer Punkt im Gespräch. Bevor wir die Intervention einsetzen, sollten wir uns sicher sein, dass die Klientin die wesentlichen Merkmale dieser Intervention verstanden hat: dass es sich um ein Placebo in Form einer Oblate handelt, die neben Lebensmittelfarbe ausschließlich eine psychologische Aufladung erfährt, aber keine medikamentösen Wirkstoffe enthält. Nur wenn die Klientin dies wirklich zu verstehen in der Lage ist, ist es sinnvoll, hilfreich und ethisch vertretbar, Changers einzusetzen. Wenn die kognitive Kapazität nicht ausreicht oder eine psychische Störung vorliegt, durch die ein solches Verständnis beeinträchtigt ist, rate ich vom Einsatz ab, da Changers im informierten Einverständnis mit der Klientin entwickelt werden sollten. Weitere Informationen zu den Voraussetzungen für die Anwendung finden sich in Kapitel 8.

Bevor wir nun endlich zum Start kommen, noch eine Frage: Fühlt sich die Vorstellung, ein Wundermittel anzubieten, vielleicht befremdlich an?

Dann habe ich eine gute Nachricht: Auch wenn es bei den ersten Malen möglicherweise noch eigenartig anfühlt, ein individuelles Wunderpräparat anzubieten und zu entwickeln – je öfter diese Intervention eingesetzt wurde, umso natürlicher und selbstverständlicher wird sie. Je häufiger gute Erfahrungen damit gemacht wurden, umso natürlicher scheint es, Changers anzubieten, sind sie doch meist ein wirksamer und nachhaltiger Booster und Unterstützer für die Veränderung.

Doch nun zu den wesentlichen Fragen:

- Wie beginne ich?
- Wie führe ich den Gedanken ein, ein Wundermittel einzusetzen?
- Wie kündige ich an, dass jetzt etwas wirklich Ungewöhnliches kommt?

Bevor ich zum einleitenden Satz aushole, schaue ich meist ein wenig nachdenklich, abwägend, irgendwie entrückt in den Raum. Ich wäge in der Tat ab, überlege, ob jetzt schon ein guter Zeitpunkt gekommen ist, die Intervention einzuleiten. Ich zögere (hinaus), warte zwei bis drei Sekunden ab (das macht neugierig) und führe meist mit den folgenden Worten ein:

> »Hmmm ... ich glaube, ... das ist ein wunderbarer Zeitpunkt für eine ... wirklich ungewöhnliche Frage!«

7.2 Die Wundermittelfrage[17]

Die Wunder*mittel*frage ist meine Variante der lösungsfokussierten Wunderfrage nach Steve de Shazer und Insoo Kim Berg (de Shazer 1988, dt. 2022), die wiederum ihre Wurzeln in Milton Ericksons Kristallkugeltechnik hat (Rossi 2022). Sie ist wunderbar geeignet, damit in die Intervention zu starten und mit ihr das Möglichkeitendenken zu aktivieren.

> »Angenommen, ... nur mal angenommen, es gäbe ein Wundermittel, das bewirkt, dass all die Eigenschaften und Fähigkeiten in dir gestärkt werden und wachsen, die du brauchst, um die genannten Probleme zu überwinden, deine Ziele zu erreichen und das Leben zu führen, das du leben willst ... Und mal angenommen, dieses Präparat hätte ausschließlich positive Wirkungen. Würdest du es nehmen?«

17 Bereits Anfang der 1980er-Jahre hat Steve de Shazer mit der Idee eines Wundermittels gearbeitet. Diese Entwicklung hat er in seinem 1984 erschienenen Artikel »The imaginary pill technique« beschrieben (siehe Abschnitt 3.5).

Diese Formulierung der Wundermittelfrage setzt gleich den Fokus auf die zu aktivierenden eigenen Ressourcen (hier Eigenschaften und Fähigkeiten). Alternativ kann gefragt werden:

> »Angenommen, ... nur mal angenommen, es gäbe ein Wundermittel, das dir hilft, die eben angesprochenen Ziele leicht und nachhaltig zu erreichen ...

Warte hier unbedingt die Bestätigung ab, bevor du weitermachst. Ein Nicken, ein »Ähm ... ja, warum nicht?« oder ein begeistertes »Aber sicher doch!« gibt dir grünes Licht, mit der Intervention fortzufahren.

Meiner Erfahrung nach wünschen sich neun von zehn Klient:innen ein Wundermittel und können gedanklich mit der Idee mitgehen. Aber was tun, wenn ein Nein kommt? Anregungen zu dieser Frage und zu weiteren gegebenenfalls herausfordernden Situationen finden sich in Abschnitt 13.5. bzw. Kapitel 13.

> »Gut, dann habe ich etwas für dich! Ich möchte in der nächsten halben oder Dreiviertelstunde mit dir gemeinsam ein individuelles, arzneiähnliches Präparat entwickeln, eine Art psychologisches Autosuggestivum, ein offenes Placebo, das dir helfen wird, die besprochenen Ziele[18] [x, y, z] zu erreichen.«

Zeige der Klientin eine Dose und ein paar Changers-Oblaten oder ein Bild auf einem Changers-Flyer und erkläre das Prinzip.

Um Neugier und Interesse zu steigern, stehe ich auf, gehe zum Schrank, hole eine Dose, setze mich wieder hin, zeige sie und gebe sie in die Hand der Klientin. Ich erläutere weiter, was ich jetzt vorhabe und warum das hilfreich sein wird.

»Kann es wirklich sein, dass mein Therapeut/Coach mir jetzt ein Wundermittel/einen Zaubertrank verschreiben will?«

Diese Verwunderung, dieses Interesse gilt es zu schüren und zu nutzen, denn Neugier ist sicherlich nicht die schlechteste Ressource, um Veränderungen zu initiieren.

Erkläre das Prinzip!

Dieser Teil der Intervention dient der Psychoedukation zu Placebos, offenen Placebos, der Macht der Erwartung, Ritualen, der Programmierung des Unterbewussten, der Musterunterbrechung etc.

---

18 Nutze hier alle Zielschlüsselworte. Dabei ist es wichtig, ausschließlich die Positivformulierungen zu wiederholen und negative wegzulassen.

Es ist sehr empfehlenswert, einige Ergebnisse aus der Placeboforschung parat zu haben und damit ausgewählte Wirkprinzipien der Changers-Intervention erklären zu können. Denn während einige Klient:innen gleich Feuer und Flamme sind, das Prinzip in den ersten zehn Sekunden verstanden haben und umgehend loslegen wollen, braucht es für andere Klient:innen, für die Rationalität, auf Einsicht gegründetes Verhalten, ein hohes Gut ist, ein wenig mehr Information und Erläuterung. Meiner Erfahrung nach reichen meist drei bis vier Minuten aus, um mithilfe der Darstellung verblüffender Befunde aus der Forschung die eingangs gegebene Zustimmung in ein starkes »Ja, das will ich!« zu wandeln. Interessante Befunde hierzu finden sich in Abschnitt 2.2.

Ich erinnere mich an eine Führungskraft im Coaching, ihres Zeichens Ingenieur, der bei der Einführung der Changers sehr skeptisch dreinblickte. Nach der Erklärung einiger Wirkprinzipien und der Befunde aus der Placeboforschung hatte ich seine Neugier geweckt. Während wir seinen Changer erarbeiteten, schüttelte er immer wieder grinsend seinen Kopf, vermutlich verwundert darüber, worauf er sich gerade einließ, kooperierte aber die gesamte Sitzung wunderbar. Zu Beginn der Folgesitzung, nachdem er drei Wochen lang seinen Changer eingenommen hatte, dankte er mir nicht nur ausgiebig für sein offenes Placebo, das angefangen hatte, seine Wirkung zu entfalten, sondern beglückwünschte mich zu dieser »Erfindung«.

Hier wird deutlich, dass es ohne Frage sinnvoll ist, diese Intervention gut vorbereitet einzusetzen – denn anzusetzen und dann wieder abzubrechen ist sowohl für die Praktikerin als auch für die Klientin keine günstige Erfahrung.

Für eine solche, durchaus ungewöhnliche Intervention benötigt es das Vertrauen bzw. Zutrauen der Klientin in ihren Therapeuten/Coach und die Überzeugung, dass dieser ihr hilfreich sein möchte. Von daher ist es empfehlenswert, sich Gedanken darüber zu machen, was man tun kann, um dieses Vertrauen aufseiten der Klientin zu vergrößern. Viele Jahre Berufserfahrung und ein guter Ruf sind sicherlich unterstützend. Aber auch das Vertrauen in die eingesetzte Intervention und die Bestimmtheit, mit der ich sie einsetze, sind von zentraler Bedeutung. Aus der Psychotherapieforschung wissen wir, dass unabhängig von der therapeutischen Schule Therapeuten umso wirksamer sind, je mehr sie von der Methode überzeugt sind, die sie einsetzen. »Ja, hier wird Ihnen geholfen«; »Ja, ich kann helfen«; »Ja, all das, was ich hier einsetze, sind wirksame Methoden, die bereits vielen Menschen geholfen haben« – das sind hilfreiche Haltungen für Therapeut:innen, Berater:innen, Coachs, egal was sie einsetzen. Die Überzeugung, hilfreich zu sein, überträgt sich auf die Kund:innen. Wir hatten diesen Wirkfaktor, den Curabo-Effekt (»Ich werde heilen«), bereits erwähnt. Weitere Informationen dazu finden sich in Abschnitt 5.1.

Sobald du den Eindruck hast, dass die Klient:in bereit genug ist, sich auf diese unerwartete Intervention einzulassen, kannst du mit der Entwicklung der Changers beginnen.

Aber was heißt eigentlich »bereit genug«? Manche Klient:innen sind von Anbeginn an hochinteressiert oder gar hellauf begeistert vom Changers-Prinzip. Manche haben schon von Bezugspersonen davon erfahren. Sie wissen um die Macht von Placebos, sind möglicherweise geneigt, sich mit dem ein oder anderen naturheilpraktischen Präparat oder »esoterischen« Methoden zu helfen. Für sie ist die Idee, sich Ziel- und Ressourcenbilder einzuverleiben, absolut naheliegend. Andere Klient:innen hingegen sind zwar interessiert und offen, auch neugierig, finden aber diese Idee gleichzeitig doch ein wenig schräg. Dennoch: sobald sich mein Gegenüber auf die Intervention einlässt – das heißt auf meine Wundermittelfrage nicht aktiv mit Ablehnung reagiert –, lässt er oder sie sich bereits auf dieses Experiment ein. Diese Bereitschaft gilt es zu nutzen.

Go!

Wenn du dich entschieden hast, die Changers jetzt einzusetzen, dann lass deiner ganzen Neugier freien Lauf.

THERAPEUT Bereit?

KLIENT Bereit!

THERAPEUT Womit wollen Sie starten? Mit den Wirkungen, dem Bild/Symbol oder dem Präparatnamen?

Es ist sinnvoll, die Klientin die Reihenfolge bestimmen zu lassen, denn sie wird den Bereich wählen, zu dem sie am leichtesten Zugang hat, zu dem die Ideen am besten fließen, zu dem erste Gedanken schon verbalisierbar sind. Meist werden die Wirkungen als Einstieg gewählt, denn diese können als Zielzustand in der Regel leicht beschrieben werden. Einige Klient:innen haben schon, während ich beschreibe, was ich mit ihnen vorhabe, unmittelbar ein Zielbild vor Augen. In dem Fall starten wir mit dem Bild. Andere wiederum haben die Anwendungs- bzw. Einnahmesituation vor ihrem geistigen Auge (»... immer dann, wenn meine Chefin ...«) oder wissen als Erstes, wie das Präparat heißen soll. Meist ist aber die Namensgebung mit ein wenig mehr Arbeit bzw. Unterstützung verbunden. Anregungen dazu finden sich in Abschnitt 7.7.

Unabhängig davon, womit eingestiegen wird – sobald erste Ideen kommen, fällt es Klient:innen in der Regel relativ leicht, die nachfolgenden Punkte zu erarbeiten.

Zudem ist es wichtig, dass *alle* Punkte erfragt und beantwortet werden, um das gesamte Potenzial aus dem Präparat herauszuholen.

Sollte es einmal einen Punkt geben, bei dem es für die Klientin zu schwierig ist, eine Antwort zu finden, kann es sinnvoll sein, diesen für später zu parken oder als Hausaufgabe mitzugeben und die Klientin zu bitten, das Ergebnis (Bild, Präparatname) innerhalb der nächsten ein bis zwei Tage per E-Mail zuzuschicken.

Bei der Erarbeitung der Changers mache ich oft mehr als einmal deutlich, dass es sich hierbei um eine vorläufige Version, einen Entwurf handelt und dass die Worte und die Reihenfolge noch verändert werden können. Das reduziert den möglichen Druck, gleich das perfekte Präparat erfinden zu müssen, und erleichtert kreatives Brainstormen.

Im Anschluss an unsere Sitzung schicke ich der Klientin die Ergebnisse unseres Gesprächs zum Dosenetikett zu und bitte um Korrektur bzw. ein Okay sowie um das Bild, damit ich die Bestellung aufgeben kann.

7.3 Wirkungen

Wenn wir beginnen, die Wirkungen zu sammeln, sollte dies erst mal ein lockeres Brainstormen sein. Priorisierungen der Wirkungen entstehen meist bei den explorierenden, vertiefenden Nachfragen bzw. können explizit erfragt werden.

THERAPEUT Okay, starten wir mit den Wirkungen. Was ist die erste, die wichtigste Hauptwirkung Ihres Präparats? Was bewirkt es, was verändert es in Ihnen, wenn Sie es einnehmen? Was steigert, was stärkt, was fördert, was vergrößert es – unmittelbar oder nach regelmäßiger Einnahme?«

KLIENTIN ...

THERAPEUT Gut, und was ist die zweite Hauptwirkung?

KLIENTIN …

THERAPEUT Und die dritte Hauptwirkung?

KLIENTIN …

Lass der Klientin Zeit, die Wirkungen zu beschreiben, und hilf ihr, diese in positive Worte zu fassen.

Vermeide Wirkungsbeschreibungen, die die Abwesenheit von etwas zum Inhalt haben. Ein ungünstiger Negativfokus wäre z. B. » … verringert meine Neigung zum Schwarzmalen«. Weitaus hilfreicher ist eine Formulierung wie »… steigert Zuversicht und Neugier«. Die Frage »Was stattdessen?« ist dabei die effizienteste Art, bei dieser Umformulierung zu helfen. Ein Beispiel dafür:

Die Klientin berichtet, immer wieder einzuknicken, wenn Familie und Freunde sie um etwas bitten. Danach erst bemerkt sie, dass sie selbst zu kurz kommt, dabei wütåend gegenüber sich selbst und den anderen wird, die ihre Gutmütigkeit ausnutzen. Erste Formulierungen der Wirkungen sind: »Bin weniger hilfsbereit. Bin seltener genervt.«

Auf die Frage des Therapeuten »Wenn Sie weniger hilfsbereit und seltener genervt sind, was sind Sie stattdessen?«, antwortet die Klientin mit wirksameren Positivformulierungen: »Ich sage häufiger Nein. Ich bin mehr bei mir. Ich habe mehr Kraft.«

O-Ton/Papageien-Technik

Nachhaltige Zielentwicklung entsteht meist dann, wenn wir es schaffen, die Ideen unserer Klient:innen zu aktivieren und nicht vorrangig eigene Impulse einzubringen. Die Grundannahme, dass unser Gegenüber alle Ressourcen, Potenziale und Ideen in sich trägt, findet Ausdruck in einer Haltung des »Nicht(besser)wissens«.

Äußerst hilfreich ist es insofern bei der Entwicklung und Ausformulierung der Changers-Wirkungen, immer wieder die konstruktiven, veränderungsorientierten, positiven Worte aus dem Munde der Klientin, d. h. ihren O-Ton zu nutzen. Dabei ist die *Papageien-Technik* (zuhören und wiederholen) hilfreich, um die der Klientin innewohnenden Ressourcen und Ideen zu fördern. Insofern ist es wichtig, möglichst wenig eigene Worte, Ideen, Konzepte und Vorschläge einzubringen. Ich sage hier bewusst »möglichst wenig«, da es manchmal die Suchrichtung fokussiert, wenn kleine Formulierungsvorschläge auf der Basis der Worte der Klientin gegeben werden. Sobald zwei bis drei Formulierungsideen vorgestellt wurden, sind die folgenden meist einfacher zu finden. Ein kleines Beispiel:

THERAPEUTIN Das heißt, eine Wirkung wäre so etwas wie: »... kräftigt die Neinsagetendenz«?

KLIENT Ja, und »fördert das gute Gefühl, bei mir zu sein«. Und »... stärkt meine Kraft«.

Ziel der Formulierungsunterstützung ist es, den Ideenfluss anzuregen und zu helfen, das Präparat medizinischer klingen zu lassen. Eine medizinisch gestaltete Dose und darauf gedruckte, medizinisch klingende Worte (zur Kräftigung, Förderung, Stärkung von ...) können helfen, die Medikamentassoziation und damit den Erwartungseffekt zu stärken.

In allen Fällen frage ich die Klientin, welche Formulierung besser klingt, welche sich besser anfühlt. Für mache Klient:innen passen die angebotenen Vorschläge nicht und sie wünschen die ursprünglichen Positivformulierungen. Mir scheint, dass die individuell passenden Formulierungen wichtiger sind als eine medizinisch klingende Umformulierung.

Eine Kollegin berichtete mir einmal, dass ein im Changers-Coaching vereinbarter Wirkbegriff aus Platzgründen nicht auf die Dose gedruckt wurde. Dies war für die Klientin so enttäuschend, dass sie es ihrer Coach zurückmeldete. Die Coach animierte sie, den Begriff händisch nachzutragen und damit ihren Changer zu vervollständigen.

Die gewählten Wirkbeschreibungen, Begriffe, Metaphern und Bilder haben meist eine starke individuelle Bedeutung und Aufladung und sollten daher ernst genommen werden. Unter der Annahme, dass die Kundin immer recht hat, weil es um *ihre* Entwicklung geht, sollten die gewünschten Formulierungen genutzt und auf das Dosenetikett aufgedruckt werden.

3 x 3 Wirkungen = ... Minuten?

Der Platz auf der Changers-Dose ist begrenzt. In der Phase, in der die Wirkungen exploriert werden, gilt es, sowohl kreative Ideen anzuregen und sprudeln zu lassen als auch immer wieder die angestrebten Wirkungen in einige wenige Worte zu kondensieren. In der Regel passen je drei Haupt-, Neben- und Langzeitwirkungen auf die Dose.

Die Frage ist, wie viel Zeit für die Entwicklung der 3 x 3 Wirkungen eingeplant werden sollte.

Die Antwort ist: Das hängt davon ab – und zwar davon, ob jede Wirkung nur notiert und dann die nächste erfragt wird oder ob jede einzelne Wirkung vertiefend in ihren Bedeutungen exploriert und in ihren verhaltenskonkreten Umsetzungen operationalisiert wird. Wenn wir nur drei Minuten für jeden dieser neun Punkte investieren, liegen wir allein in dieser Phase der Changers-Entwicklung bei 9 x 3 = 27 Minuten!

Dies ist gut investierte Zeit für die Zielexploration, denn in dieser Zeit – ähnlich wie bei der klassischen Wunderfrage, die auch ausreichend Zeit benötigt, – erarbeiten wir den Zielzustand bzw. die benötigten Ressourcen.

Fasse dich kurz! – Die Dosenbeschriftung im Detail

Beachte bei der Formulierung der Wirkungen, dass der Platz auf dem Dosenetikett begrenzt ist. Insgesamt sind 450 Zeichen in ca. 16 Zeilen möglich mit 25 Zeichen pro Zeile. Für Klient:in und Coach/Therapeut:in besteht nun die Aufgabe darin, die genannten Formulierungen für eine Wirkungsbeschreibung auf drei bis vier Begriffe zu reduzieren.

Nicht nur aufgrund des begrenzten Platzes ist es ratsam, sich kurz zu fassen. Eine Wirkbeschreibung wie »schenkt Nachsicht und Geduld« funktioniert besser als Erinnerungsanker als die zehn Sätze, die als Antwort auf die Frage nach der ersten Hauptwirkung sprudelten. In der Kürze liegt die Würze!

Für den Präparatnamen plus Zusatz können 2 Zeilen, für die Haupt-, Neben- und Langzeitwirkungen zusammen 12 Zeilen, für die Dosierung 2 Zeilen eingeplant werden. Diese Angaben sind Richtwerte, da bei der Bestellung im Freitextfeld lediglich die Begrenzung auf 450 Zeichen einzuhalten ist, nicht aber vordefiniert ist, wie viele Zeilen wofür genutzt werden. Prinzipiell ist man in der textlichen Gestaltung des Etiketts frei. Die Aufteilung in Präparatname, Dosierung und Wirkungen hat sich jedoch für die Intervention bewährt, suggeriert sie doch, dass es sich beim Inhalt um ein Arzneimittel handelt. Befunde aus Placebostudien legen nahe, dass die Verpackung für den Effekt durchaus relevant ist.

Manchmal muss man Klient:innen um entsprechend kurze Formulierungen bitten mit dem Hinweis auf den begrenzten Platz. Nicht selten aber verzichten Klient:innen von sich aus auf längere Beschreibungen und wünschen nur ein Wort pro Wirkung.

So werden zum Beispiel anstelle von:

1) fördert meinen Mut
2) steigert innere Ruhe und Gelassenheit
3) vergrößert Zuversicht und Vorfreude

hin und wieder einzelne Worte bevorzugt wie:

1) Mut
2) Ruhe und Gelassenheit
3) Zuversicht.

Auch die Präparatnamen werden in manchen Fällen recht kurz und prägnant gewählt. Auf die Frage, wie ihr Präparat heißen solle, ergab sich folgender Dialog mit einer Klientin:

KLIENTIN Das weiß ich schon! *Baum!*

THERAPEUTIN *Baum.* Ah. Gut. *Baum forte, akut, retard, complex* ... oder etwas anderes?

KLIENTIN Nein, nein. *Baum.* Einfach nur *Baum.*

THERAPEUTIN Einfach nur *Baum?*

KLIENTIN Ja, einfach: *Baum! Baum* ist gut. *Baum* braucht keine weitere Unterstützung. Der steht für sich. Ist stabil. Einfach da.

Was tun, wenn der Platz nicht reicht?

Was geschieht mit den Ideen, Impulsen und Antworten, die zwar ausgesprochen wurden, aber auf der Dose keinen Platz finden? Wie in anderen Sitzungen auch vertraue ich der Klientin, dass sie das für sie Relevante aus unserer Sitzung mitnimmt und dass unser Gespräch einen »Retardeffekt« haben wird. Ebenso vertraue ich darauf, dass die zum auf der Dose gedruckten Schlüsselwort besprochenen verhaltenskonkreten Beschreibungen damit assoziativ verbunden bleiben. Zum Beispiel: »verbesserte Abgrenzungsfähigkeit« mit »ich spüre in mich, wie es mir geht, und reagiere dann«.

Dennoch können weitere Erinnerungshilfen hilfreich sein. Ein Wirkmechanismus der Changers ist ja eine solche Erinnerung an Ziele und Ressourcen. Neben der Möglichkeit, meine händisch protokollierte Mitschrift der Sitzung weiterzugeben, ist die Packungsbeilage ein Ort, auf dem zusätzliche Informationen und Suggestionen Platz finden können. Näheres dazu finden Sie in Abschnitt 7.3.

Bei der Formulierung der Wirkungen, Nebenwirkungen und Langzeiteffekte scheinen mir handlungskonkrete Beschreibungen hilfreich, insbesondere bei sehr kurzen bzw. abstrakten Wirkbeschreibungen. Während die Formulierung *»Sage häufiger Nein«* bereits sehr handlungsorientiert ist, könnten *»Bin mehr bei mir«* und *»Habe mehr Kraft«* noch verhaltenskonkreter beschrieben werden. Selbst wenn abstrakte Wirkbeschreibungen keine Handlungsanweisung implizieren, so haben sie doch einen gewissen Charme, da sie eine positive Assoziationswolke von Ideen mit sich führen, die seitens der Klientin beschrieben wurden. Auch Assoziationen von bisher unausgesprochenen, jedoch damit verbundenen Gedanken und Bildern wirken. Dies ist insbesondere bei metaphorischen Wirkworten der Fall, wie z. B. »macht sonnenleicht« oder »bärenstark und dickes Fell«. Die Magie dieser Worte ungenutzt zu lassen bzw. sogar zu zerstören, nur weil eine handlungskonkrete Beschreibung entstehen sollte, ist meines Erachtens kontraproduktiv.

Daher empfehle ich, sowohl abstrakt-metaphorisch als auch handlungskonkret zu explorieren, beispielsweise nachzufragen: »Und was sieht man Sie dann tun, wenn die Wirkungen eingetreten sind und Sie *sonnenleicht* sind?« oder »Was können Sie dann machen?«. Diese Rückfragen reichern nicht nur das Zielbild an und machen es attraktiver, sie geben auch konkrete Ideen, was getan werden kann, wenn das Präparat eingenommen wird. Die dann entstehenden umfangreichen verhaltenskonkreten, interaktionellen Beschreibungen, die vom Platz her nicht auf das Dosenetikett passen, notiere ich in einer Mitschrift auf meinem Stundenprotokoll. Wichtig ist, dass die Handlungsimpulse erkannt und genannt werden und mit den metaphorisch beschriebenen Wirkungen auf der Dose assoziiert sind.

Weitere Anregungen zur Frage, ob für den aktuellen Fall handlungskonkrete Beschreibungen sinnvoller sind oder aber starke, abstrakte Metaphern, finden sich in den Abschnitten 12.2. und 12.3.

Juristisch korrekte Formulierungen

Auch wenn Begriffe wie *positive Wirkungen, Nebenwirkungen, Langzeiteffekte* sich bestens eignen, günstige Behandlungserwartungen zu fördern, können sie juristisch gesehen problematisch sein. Wir dürfen keine Wirkungen versprechen, die unter Umständen nicht oder nicht in Gänze eintreten. Nicht von ungefähr findet sich auf den Verpackungen jeglicher Präparate, seien es verschreibungspflichtige Medikamente, rezeptfreie Präparate oder Nahrungsergänzungsmittel, *nie* eine Positivschreibung der zu erwartenden Wirkungen! Genannt werden immer nur die zu behandelnden Beschwerden bzw. die zu heilenden Symptome, nicht aber der zu erwartende Nutzen.

Um juristisch nicht in Bedrängnis zu geraten, werden die nachfolgenden rechtlich unbedenklichen und dennoch positiv suggestiven Formulierungen für die Verpackung empfohlen:

- angestrebte Wirkung
- angestrebte Nebenwirkungen
- angestrebte Langzeiteffekte
- Anwendung empfohlen zur ... [Ziel XY]
- zur Förderung von ... [Ziel XY]
- fördert ... [Ziel XY]
- dient ... [Ziel XY]
- zur langfristigen Steigerung.

Im Prozess der Entwicklung der Changers nutze ich durchaus die stark suggestiven Begriffe *positive Wirkungen, Nebenwirkungen, Langzeiteffekte.* Auf die Dose lasse ich aber die rechtlich unbedenklicheren Worte drucken.

Die Packungsbeilage

Auf der klein bedruckten, sorgfältig gefalteten und individualisierten Packungsbeilage befinden sich zunächst die erarbeiteten Informationen zum Präparat und Standardinformationen zu den Oblaten (Abb. 8). Hier können auf Wunsch zusätzlich weitere Zeilen eingegeben werden, die ebenfalls auf den Beipackzettel gedruckt werden können. Bei der Bestellung der Changers auf der Website findet sich dafür das Eingabefeld »Packungsbeilage«.

7.4 Erwünschte Nebenwirkungen

Mit der Einladung, drei ausschließlich positive Nebenwirkungen zu unserem Wundermittel zu (er)finden, fördern wir erneut den spielerischen Umfang damit. Dies regt noch wirksamer kreative Gedanken

Gebrauchsinformation für Anwendende

Präparatname

Zusatz

Bitte lesen Sie die gesamte Packungsbeilage aufmerksam durch, bevor Sie mit der Einnahme beginnen, da sie wichtige Informationen enthält.
Nehmen Sie das Präparat immer genau nach Anweisung ein.

1. Was ist Präparatname Zusatz und wann sollte es angewendet werden?
Präparatname Zusatz wurde als spezifisches, offenes Placebo entwickelt, um Sie bei der Überwindung psychischer Belastungen und der Erreichung Ihrer Ziele zu unterstützen. **Präparatname Zusatz** enthält keinen pharmakologischen Wirkstoff, sondern wirkt allein auf Basis psychologischer Mechanismen. Aufgrund aktueller Forschungsergebnisse ist davon auszugehen, dass durch die gewissenhafte und regelmäßige Einnahme von **Präparatname Zusatz** psychische Belastungen reduziert und das Erreichen emotionaler und verhaltensorientierter Ziele befördert werden können. Dies wird unter anderem mit der Aktivierung der Wirkprinzipien der Erwartungssteigerung, Suggestion / Autosuggestion, Kraft positiver Bilder, Zielklärung, Erinnerungsfunktion, Priming / Programmierung des Unterbewussten, Unterbrechung von Problemmustern und Selbstwirksamkeitssteigerung in Verbindung gebracht.

2. Dosierung und Anwendungsdauer
Dosierung: _ / _ / _
bei Bedarf maximal __ weitere pro Tag
Anwendungsdauer: __ Wochen

3. angestrebte Wirkungen

4. angestrebte Nebenwirkungen

5. angestrebte Langzeiteffekte

6. Was ist bei Anwendung zu beachten?
Nehmen Sie **Präparatname Zusatz** so ein, wie vereinbart und in der Packungsbeilage beschrieben. **Präparatname Zusatz** sollte nicht häufiger oder in einer höheren Dosis als empfohlen eingenommen werden.

7. Gegenanzeigen / Kontraindikationen
Bislang sind keine unerwünschten Nebenwirkungen von **Präparatname Zusatz** bekannt.

8. Warnhinweise und Vorsichtsmaßnahmen
Keine besondere Vorsicht erforderlich.

9.Schwangerschaft und Stillzeit
Keine Risiken bekannt.

10. Verkehrstüchtigkeit und Fähigkeit zum Bedienen von Maschinen
Es sind keine besonderen Vorsichtsmaßnahmen erforderlich.

11. Wer darf Präparatname Zusatz einnehmen?
Präparatname Zusatz wurde individuell für Sie entwickelt. Bitte geben Sie das Präparat nicht an andere weiter.

12. Lagerung / Aufbewahrung / Haltbarkeit
Kühl und trocken lagern. Nach Anbruch 6 Monate verwendbar.
Nach Ablauf des Verfallsdatums nicht verwenden.

13. Inhaltsstoffe
Kartoffelstärke, Wasser, Pflanzenöl, Lebensmittelfarben. Oblatenpapier ist kosher, glutenfrei und geeignet für ovo-lakto-vegetarische / vegane Ernährung, Zöliakieerkrankte.

14. Nährwertangaben:
Nährwerte je 1g

Brennwert	3,8 kcal
Proteine	0,001g
Kohlenhydrate	0,88g
davon Stärke	0,88g
Fette	0,03g
davon gesättigt	0,004g
davon einfach ungesättigt	0,023g
davon mehrfach ungesättigt	0,003g

1 Oblate = 0,1g = 0,38 kcal pro Oblate

Hergestellt in Deutschland

mind-changers GmbH
33602 Bielefeld
www.mind-changers.de

Abb. 8: Individualisierbarer Beipackzettel

an, als einfach nur weiter zu fragen, was denn die vierte, fünfte und sechste Hauptwirkung sein könnte.

Um die Nebenwirkungen eines Präparats zu erforschen, werden mehrere Formulierungen angeboten:

> »Welche drei *positiven* Nebenwirkungen hat dein Präparat/dein Wundermittel? Was wären nette Nebeneffekte, so als Zusatz, als ›nice to have‹, ›on top‹, ›die gibts heut gratis dazu‹, ›als Bonustrack‹?«

Dies dient einerseits dazu, ein wenig mehr Zeit zu geben, in diese Richtung zu denken, andererseits erfolgt dies in der Annahme, dass, wenn ein oder zwei dieser Formulierungen nicht anschlussfähig sind, es doch andere geben wird, für die dies durchaus gilt. Aus einem Blumenstrauß an Formulierungen wird eine Blume sicherlich gefallen.

> »Warnhinweis: Die Entwicklung eines Changers kann Spaß machen. Vielmehr noch: Sie muss sogar Spaß und Freude machen (dürfen), und zwar sowohl der Klientin als auch der Therapeutin.«

Flotte Formulierungen, wie die gerade genannten, machen die gemeinsame Entwicklung des Changers leicht, freudig, humorvoll. Ein freundlich interessierter, leicht humorvoller Gesichtsausdruck kann zudem Wunder bewirken. Kommunikation funktioniert zu einem erheblichen Teil nonverbal. Das bedeutet: Körpereinsatz ist gefragt! Nutze also deinen Körper und deine Stimme, um deiner Neugier und Vorfreude auf die Antworten der Klientin Ausdruck zu verleihen! So lockst du die *gesamte* Kreativität aus deinem Gegenüber hervor. Und so macht es auch Spaß. Leichtigkeit zu entwickeln, ist keine anstrengende Arbeit, ist nicht mit Schwere verbunden. Leichtigkeit entwickeln geht leicht – mit Leichtigkeit. Klingt paradox? Mag sein – doch so scheint es in den allermeisten Fällen zu funktionieren. Diese Leichtigkeit brauchen wir in der »Arbeit« mit den Changers. Nicht vergessen: Coachs/Therapeut:innen und ihre Kund:innen verfügen jeweils über unzählige Spiegelneuronen. Wir sollten diese Ressource nicht nur bei der Würdigung und Validierung von Problemgeschichten aktivieren, sondern insbesondere auch bei der Entwicklung neuer, kreativer Impulse und Ideen einsetzen und zeigen.

Setze also deinen neugierigsten Gesichtsausdruck auf, denn Neugier erzeugt Neugier im Gegenüber. Und frage bei den Nebenwirkungen mit einer Portion Schalk im Nacken: *»Darfs auch 'ne Scheibe mehr sein?«*[19] Es handelt sich ja immerhin um ein Wundermittel!

Übrigens: genauso, wie bei der lösungsfokussierten Wunderfrage Klient:innen nur selten gänzlich utopische Vorstellungen formulieren, so wird auch auf die Wundermittelfrage nur sehr selten wirklich utopisch geantwortet. Ich habe noch nie Wirkbeschreibungen gehabt wie »einen Sechser im Lotto«, »der Krebs ist verschwunden« oder »mein Chef hat endlich gekündigt«. Eine individuelle »Medizin« für sich und die aktuelle Situation zu entwickeln, scheint dazu einzu-

19 Ganz in diesem Sinne hörte ich mich neulich bei der Skalierungsfrage (»Wo finden Sie sich heute auf einer Skala von 0 bis 10?«, wobei die 0 steht für »Schlimmer geht nimmer« und die 10 für »Besser geht's nicht«) sagen: »... und ... wie sähe die 12 aus?« (Zuvor hatten wir exploriert, was genau die 10 ausmachte und warum die Klientin heute schon auf 3 war und nicht mehr bei 2.)

laden, auf *sich* zu schauen (»Welches [Psycho-]Vitamin fehlt mir?«, »Was brauche ich?«) und eher realistische Formulierungen bei den Antworten zu wählen.

Und was ist mit negativen, unerwünschten Nebenwirkungen?

In Changers-Schulungen werde ich häufiger gefragt, ob denn auch mögliche unerwünschte Nebenwirkungen, die »Kosten der Veränderung«, exploriert und auf der Changers-Dose notiert werden sollten, zum Beispiel die folgenden:

> »Und welche negativen Folgen könnte diese angestrebte Entwicklung gegebenenfalls mit sich bringen?«
>
> »Wer in Ihrer Familie fände diese Veränderung möglicherweise nicht so toll?«

In meiner lösungsfokussierten Arbeitsweise stelle ich diese Fragen nicht, sondern erarbeite ausschließlich die positiven, motivierenden Ideen. Wenn dir aber die Fragen nach den Kosten der Veränderung geläufig sind, dann erscheint es mir sinnvoll, sie auch in die Changers-Intervention einzubinden. Ob Fragen nach unerwünschten Nebenwirkungen gestellt werden, hängt von deiner präferierten Veränderungstheorie ab, davon, welche Schule, welcher Ansatz deine Heimat bildet. Die Inhalte entwickelt die Klientin mit dir – die Changers-Intervention schränkt diese nicht ein, sondern lässt den Inhalten eurer Arbeit freies Spiel.

7.5 Langzeiteffekte

Anders als bei den kurz- oder mittelfristigen Haupt- und Nebenwirkungen liegt der Fokus hier auf den langfristigen positiven Effekten. Je intensiver der Nutzen der Zielerreichung auch im längerfristigen Bereich exploriert wird, umso mehr Zugkraft entwickelt das Ziel.

> »Und welche drei positiven Langzeiteffekte hat dein Präparat?
>
> Angenommen, wir sehen uns in z. B. sechs/zwölf Monaten wieder und dein Präparat hat seinen Job getan; es hat gewirkt und du hast es schon längst abgesetzt, weil es etwas in dir verändert hat, du es nicht mehr brauchst. Was wird in …, sagen wir sechs/zwölf Monaten, … anders sein? Wie wird sich diese Veränderung noch weiter auswirken? Was, glaubst du, wirst du oder werden andere an möglichen guten Langzeiteffekten bemerken?«

Die Antibiotika-Metapher

Bei der Einführung der Langzeiteffekte führe ich gern die Antibiotika-Metapher ein, um zu verdeutlichen, dass es sich bei der Einnahme von Changers um eine *zeitlich begrenzte (!)* Unterstützung handeln soll und diese nicht als Dauermedikation angelegt ist.

> »Ähnlich wie ein Antibiotikum zeitlich begrenzt eingesetzt wird, um eine Infektion aus dem Körper zu holen, sollen die Changers ... sagen wir ... eine Art ›emotionale oder gedankliche Infektion‹ kurieren und die psychischen ›Selbstheilungskräfte‹[20] aktivieren bzw. dich befähigen zu erreichen, was wir hier eben besprochen haben. Nehmen wir also an, dass du deine Changers über einen gewissen Zeitraum einnimmst, sie ihre Wirkung tun und du sie daher irgendwann auch wieder absetzt, weil du sie nicht mehr brauchst. Nehmen wir also mal an, dass du die Changers wieder abgesetzt hast, weil sie ihren Job getan haben und du deine Ziele erreicht hast, die Veränderung bzw. Entwicklung sich in dir durchgesetzt hat, ... Wenn wir uns z. B. sechs oder zwölf Monate später treffen, was würdest du mir gern sagen, welche positiven Langzeiteffekte dann sichtbar sein werden?«

Das Ziel ist es *nicht,* Klient:innen von ihrem individualisierten offenen Placebo psychisch abhängig zu machen, sondern gleich zu Beginn aufzuklären, dass es eine zeitlich begrenzte Einnahme zur Unterstützung ihres Entwicklungsprozesses ist.

Die Langzeiteffekte sind manchmal einfach nur eine Verstetigung der zuvor beschriebenen Haupt- und Nebenwirkungen. Manchmal sind es aber auch qualitativ neue Erkenntnisse/Entwicklungsziele, zu denen die Klientin zuvor noch keinen Zugang hatte. Bisweilen werden erst bei den Langzeiteffekten Ziele genannt, bei denen das therapeutische Herz höherschlägt. Auf die Frage:

> »Was wird dann anders bzw. möglich sein? Wer bist du dann? Was kannst du über dich denken?«

mögen dann Antworten folgen wie:

> »Ich liebe mich so, wie ich bin.«
>
> »Ich fühle mich verbunden.«

---

20 Obacht: Diese Formulierung könnte bei Klient:innen, die sich alles andere als »krank« fühlen, gänzlich unpassend sein. Hier sind alternative Formulierungen wie die zweitgenannte nötig.

> »Ich achte auf meine Bedürfnisse und gehe achtsamer durchs Leben.«

Wirklich interessant ist, dass viele Formulierungen der Wirkungen über verschiedenste Kund:innen, Themen, Veränderungsprozesse hinweg sehr ähnlich klingen und nur selten Rückschluss auf die eingangs präsentierte Problemsituation zulassen. Vielleicht ist es wirklich so, wie de Shazer (2014) schrieb, dass die Lösungsbilder und Lösungen sich untereinander mehr ähneln als der Zusammenhang zwischen Problem und Lösung. Der Dietrich müsse es nicht mit der Komplexität des Schlosses aufnehmen – es reiche, dass er die Fähigkeit besitze, die Tür zu öffnen.

Lösungen (er)finden bzw. *Lösungskonstruktion* ist tatsächlich eine ganz andere Tätigkeit als *Problemlösung*, bei der man sich aus der Problemanalyse Hinweise auf Lösungsmöglichkeiten erhofft. Nachdem die Wirkungen besprochen wurden, kann die Klientin entscheiden, mit welchem Element sie sich als Nächstes befassen möchte:

> »Womit möchten Sie weitermachen? Mit dem Bild oder dem Namen Ihres Präparats?«

7.6 Das Bild

Um eine erste Idee für das Bild zu entwickeln, kann der Therapeut folgendermaßen vorgehen:

> »Wenn du an diese Ziele, die Wirkungen, die Veränderungen denkst, sie dir vor Augen führst, welches Bild, welches Symbol, welcher Gegenstand, welches Lebewesen ... kommt dir da in den Sinn? Was repräsentiert diese Veränderung, diesen Zustand am meisten? Was aus der belebten oder unbelebten Natur erinnert dich am besten an diese Ziele? Welches Tier, welche Pflanze, welche Landschaft, welche Farbe, welche Form, welche Situation bringt das gut zusammen? Oder ist es ein Gedanke, ein Satz, ein Glaubenssatz, eine Affirmation, ein Wort – und wenn ja, welches?«

Nachdem die ersten Beschreibungen kommen, kann das Bild angereichert werden:

> »Und auf welchem Hintergrund? Ist der Hintergrund ein Bild oder eine Farbe oder ist er weiß? Was ist noch zu sehen? Hat das Bild/das Wort einen Rahmen[21] oder steht es für sich?«

Wie weiter oben beschrieben, haben manche Klient:innen bereits ein Symbolbild im Sinn, wenn ich nur die Idee einführe, dass wir ein Zielbild für die Changers brauchen. Manche Menschen haben ein Lieblingssymbol, das für sie für Kraft oder Veränderung steht. Andere haben leichten Zugang zu ihrer Intuition: Während ich noch die bewusst in die Länge gezogene Frage nach dem Bild formuliere (um Zeit zu geben, nachzuspüren, zu suchen), kommt wie aus der Pistole geschossen: *»Alaska!«*, *»Baum!«*, *»Buddha!«* oder auch *»Strand!«*.

Jeder Mensch hat sein eigenes Symbolbild für die aktuelle Problemsituation (Abb. 9). Und es ist spannend, in die Beschreibungen und Bilder einzutauchen, in ihre Bedeutungen und Geschichten.

Für manche Menschen erschließt sich ihr Bild nicht so leicht. Hier gebe ich noch mehr Zeit. In vielen Prozessen erleichtere ich der Klientin das Finden des Bildes, indem ich die Frage nach dem Symbolbild erst am Ende der Sitzung stelle, um den Changer in der Folgesitzung zu erarbeiten.

Mit der Frage nach dem Bild für das Ziel oder der für die Zielerreichung nötigen Ressource/Fähigkeit/Eigenschaft, finden es die Klient:innen jedoch häufig schon in der Sitzung. Und wenn nicht, gebe ich die Bildsuche als Aufgabe mit auf den Weg:

> »Nehmen Sie sich in den nächsten Tagen ein wenig Zeit und finden Sie ein Bild, das diese Veränderung für Sie gut zusammenfasst/auf den Punkt bringt. Sobald Sie es haben, mailen Sie es mir oder bringen Sie es zum nächsten Treffen mit, denn ich würde dann gern damit weiterarbeiten.«

Denk daran, dass es nicht zwingend ein Bild sein muss! Es können auch ein Wort oder eine Affirmation bzw. ein funktionaler Glaubenssatz genutzt werden. Und es geht auch beides zusammen: Ein Wort oder eine Affirmation kann auf einen Bildhintergrund gedruckt werden.

---

21 Dies ist ein Beispiel für den seltenen Fall, dass der Coach eine Idee zum Bild vorschlägt. Denn vielleicht gönnt es sich die Klientin nicht, ihren affirmativen Satz zur Selbstakzeptanz mit einem goldenen Rahmen zu schmücken. Solche Angebote können das Wünschen ggf. fördern und noch wirksamere Ideen und Bilder entstehen lassen. Für meine Sitzungen schätze ich, dass maximal 5 % anregender Vorschläge/Inhalte (Formulierungen und Bildelemente) von mir kommen. Ich versuche maximal enthaltsam bezüglich der Ideengebung zu sein, aber gleichzeitig maximal aktivierend.

»Ein Holzfass mit draus überbordendem türkisem Schaum« konnte das KI-Tool in zahlreichen Varianten herstellen. Dieses Ergebnis gefiel der Klientin am besten.

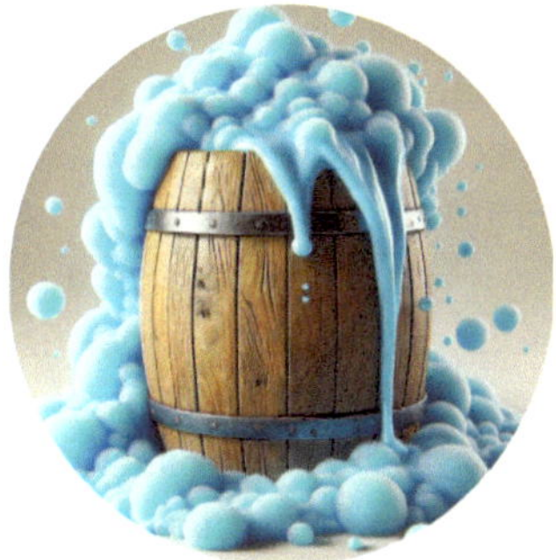

»Eine weibliche, lächelnde Buddha mit einem Herz in ihren Händen, auf die ein Goldregen niederregnet« war das Ergebnis, mit dem diese Klientin zufrieden war.

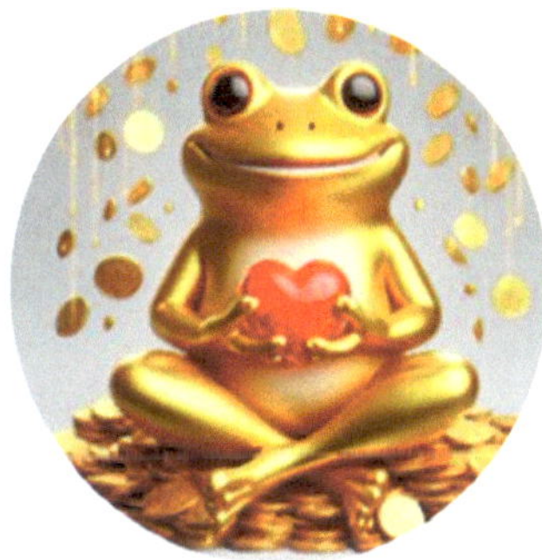

Das älteste und sicherlich eines der berührendsten Fotos, das bisher auf einen Changer gedruckt wurde, war das Schwarz-Weiß-Bild der Mitte siebzigjährigen Klientin, wie sie Ende der 1940er-Jahre im Alter von zwei Jahren auf dem Arm ihrer Oma getragen wird. Dieses Bild symbolisierte für sie einen sicheren Ort, an dem sie sich gehalten, versorgt und verbunden fühlte.

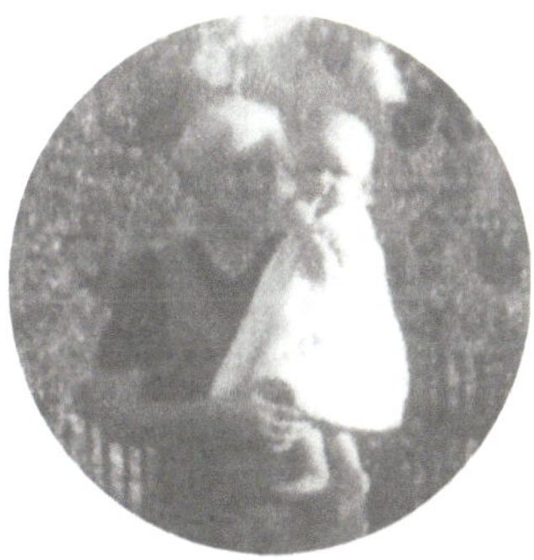

Abb. 9: Beispiele für kreative Symbolbilder

Wenn sehr kreative Symbolbilder entwickelt werden, die es so nicht gibt, die erst für diesen Zweck gemalt oder erstellt werden müssen, gibt es Hilfe aus dem Internet. Bildgenerierende KI-Tools leisten hier aus meiner Sicht hervorragende Arbeit. DALL·E ist ein kostenfreies Tool, mit dem ich gute Erfahrungen gemacht habe. In den meisten Fällen aber ist es viel einfacher, denn oft werden Bilder/Fotos mit positiven Erinnerungen aus der persönlichen Vergangenheit genutzt.

Wenn Klient:innen auf dem eigenen Handy, PC oder im Fotoalbum nicht fündig werden, stellen Internetplattformen wie *unsplash.com, pexels.com* oder *pixabay.com* lizenzfreie Bilder zur Verfügung.

Aber auch gemalte Bilder, selbstgestaltete Collagen oder handgeschriebene Affirmationen in Schönschrift kamen bereits zum Einsatz. Lass dich überraschen, welche Bilder deine Klient:innen im Gepäck haben!

7.7 Der Präparatname und mögliche Zusätze

Als Nächstes steht die Wahl des Präparatnamens an, eingeleitet etwa mit den folgenden Worten des Therapeuten:

> »Was wäre ein guter Name für dein Wundermittel, dein Präparat, für deine Changers[22]?
>
> Was wäre ein Name, der die Wirkungen, die Ziele, die Entwicklungen gut zusammenfasst?
>
> Bevor du nachdenkst, möchte ich ein paar Anregungen geben, wie und mit welchen verschiedenen Komponenten ein Name formuliert werden kann.«

Wort/Wortstamm

»Man kann den Wortstamm lateinisch klingen lassen wie ›Gaudimed‹ und ›Relaxan‹ oder englisch wie ›CoolDown‹ und ›PureJoy‹.

Wenn du bzgl. der Übersetzung auf dem Schlauch stehst, hole dir Hilfe von einem Übersetzungsprogramm, um deutsche Worte ins Lateinische oder Englische zu übertragen.

Es kann aber auch ein ganz normales deutsches Wort sein (›Freudin‹, ›Freudan‹, ›Freudozym‹), ein zusammengesetztes Wort (›Baumruhe‹) oder eine Wortneuschöpfung, z. B. eine Buchstabenfolge, ggf. eine Ab-

22 Oftmals nutze ich mehrere Worte, um eine Sache zu beschreiben (Wundermittel, Präparat, Changers), damit die Klientin mehrere Optionen hat, anzuknüpfen. Möglicherweise ist der Begriff Wundermittel nicht anschlussfähig, der Begriff Präparat hingegen schon. Wenn nur ein einziger Begriff genutzt würde, könnte dies zur Ablehnung des Interventionsangebots führen.

kürzung, mit der nur du etwas anfangen kannst (›LSK‹ = Leas Super-Kraft).«

Endungen

Eine Möglichkeit, das Produkt noch medizinischer klingen zu lassen, sind entsprechende Endungen:

»Manche Leute nutzen gern medizinisch anmutende Präparatnamen mit arzneimittelähnlichen Endungen wie -in, -phen, -zym, -al, -xan, -en, -ax, -ex, -med, -mal, -ol, …, also beispielsweise ›Abschaltin‹ oder ›Freudozym‹.«

Wirkart

Mit einem Zusatz lässt sich noch näher beschreiben, auf welche Weise das Präparat wirken soll.

»Wenn du möchtest, kannst du einen Zusatz wählen, der etwas über die Wirkart aussagt, wie z. B.: akut/retard/forte/complex/plus/depot/express/extrastark …«

Der Zusatz kann auch gänzlich individuell sein und damit gar nicht medizinisch klingen, wie z. B. federleicht, extraklar oder Ähnliches.

Potenz

Mit einer Zusatzzahl lässt sich die gewünschte Stärke oder Potenz des Produkts bestimmen:

»Wenn du magst, fügst du deinem Präparatnamen eine Zusatzzahl hinzu, die die Stärke des psychologischen Wirkstoffs kennzeichnet, wie z. B. 400, 800 oder 1000.

Oder, wenn du eher in Richtung Homöopathie unterwegs bist, kannst du eine Potenz hinzufügen, wie z. B. C30, D6 oder D12.«

Präparatname

Nachdem jetzt verschiedene Möglichkeiten vorgeführt wurden, wie der Name zusammengesetzt werden kann, gehts los:

»Also, fangen wir mit dem Hauptteil des Präparatnamens an … Wie könnte/wie soll dein Präparat heißen?«

Einen Präparatnamen zu finden, ist für manche Menschen der herausforderndere Teil des Entwicklungsprozesses. Daher ist es gut, mit dieser langen, mehrstufigen Herleitung und Frageformulierung ausreichend Zeit und Anregung zu geben. Wenn die Klientin Schwierigkeiten hat, einen Namen zu finden, hilf ihr auf die Sprünge und albere ein wenig mit ihr herum über mögliche Namen oder gib Impulse:

> »Also, das Mittel, hast du gesagt, soll insbesondere helfen, Grenzen zu setzen und ein gutes Gefühl für deine Bedürfnisse zu entwickeln, dich ernst zu nehmen. Wie wäre es z. B. mit Grenzimed *forte 400,* Grenzan *depot,* Limitax *600 plus,* MyBoundaries *extrastrong,* MeFirst *800 akut,* Mezym *complex* ...?«

Wenn sowohl die Klientin als auch du gerade sehr unkreativ sein sollten, könnt ihr auch eine künstliche Intelligenz bitten, Vorschläge zu machen. Mit diesem Prompt hat ChatGPT-4.0 nachfolgend genannte Präparatnamen entwickelt:

> »Bitte erfinde zehn verschiedene medizinisch klingende Namen für ein Präparat, das psychisch stärken soll, Grenzen zu setzen. Nutze arzneimittelähnliche Endungen wie z. B -in, -phen, -zym, -al, -xan, -en, -ax, -ex, -med, -mal, -ol. Bitte füge hinter jeden Präparatnamen einen medizinisch klingenden Zusatz hinzu, wie akut/retard/forte/complex/plus/depot/express/extrastark.«

ChatGPTs Präparatnamen: Boundrexal Plus, Limitazym Retard, Fortiguard Complex, Frontexan Depot, Borderolaxin Express, Bounzymal Akut, Resilixen Forte, Marginex Med, Boundaralax Extrastark, Regulamed Plus.

Kein schlechtes Ergebnis für eine kurze Anfrage an die KI. Wichtig scheint mir, dass der Name für die Klientin eine hohe Bedeutung hat, also nicht nur abgenickt wird, sondern beim Lesen bzw. Hören Freude bereitet und ein Lächeln ins Gesicht zaubert.

Wenn man im Präparatzusatz stattdessen eine beeindruckende Zahl für die Menge des psychologischen Wirkstoffs hinzufügen möchte, kann man dieselbe Liste mit Milligrammangaben garnieren: Boundrexal 400 mg, Limitazym 800 oder Fortiguard 1000.

Alternativ nutzt man für Menschen, die der Homöopathie mehr vertrauen, die Bezeichnung von homöopathischen Potenzen: Frontexan C30, Borderolaxin D6 oder Bounzymal D12.

Meiner Erfahrung nach hat, neben dem Bild, der Name eine starke Sogwirkung. Ein treffender Präparatname, der beim Lesen Freude macht, ist Gold wert – ist doch auch er ein kreatives Element aus der Feder der Klientin. Zwar sind auch die Haupt-, Neben- und Langzeitwirkungen eigenständige Entwicklungen, sie haben aber eine etwas weniger kreative Note als das Bild oder der Name. Ein schnittiger, humorvoller Name macht Lust auf die Veränderung und darauf, das eigene, individualisierte offene Placebo einzunehmen.

Einen Namen für das eigene Präparat zu (er)finden, der die Überwindung des Problemzustandes hin zum Zielzustand befördert, der Leiden beseitigt und das gewünschte erfüllendere, glücklichere Leben bedeutet, – ein Mittel zu entwickeln und ihm eigenständig einen Produktnamen zu geben, das ist in aller Regel ein Zuversicht steigerndes, Selbstwirksamkeit förderndes und ermächtigendes Gefühl: »Ich kann es regeln. Ich habe es in der Hand. Ich verändere.«

Der Name finalisiert weitestgehend den Changer, auch wenn der Name nicht der letzte Arbeitsschritt ist. Aber: Das Kind hat jetzt einen Namen. Und dadurch wird es noch wirklicher, noch realer. In einigen Tagen erhält der Klient das Produkt der gemeinsamen Arbeit postalisch zugestellt und kann sich selbst behandeln mit dem eigenständig entwickelten Präparat. Allein dieser Moment, in dem realisiert wird, dass ich mich selbst »kurieren« kann, ist ein ermächtigender Schritt. Die Namensgebung ist wie bei der Namensgebung eines Kindes ein kreativ-schöpferischer Akt – und das ermöglicht ein hohes Maß an Selbstwirksamkeitsgefühl.

Präparatnamen, die Kund:innen selbstständig *ohne* Unterstützung von Coach oder Therapeut:in erfunden haben, lauteten z. B. *Confido, Ipsum Amopax, Sonnenschein 3.0, ROCKsulfan* oder *Laissez-faire.*

Präparatnamen, die mithilfe von Changers-Coachs entwickelt wurden, waren *laut&bunt akut depot, RUN-profen 400 akut, RückenKraft Pro + T-Bone 5000, Distanzin depot, Harmonisin depot, Lucky med 500 depot, Wertizym Super extrem, Calmedol Constant, Speculum est beatitudo Maxima.*

Selbst wenn man noch keinen Prozess begleitet hat, ahnt man vielleicht beim Lesen der verschiedenen Präparatnamen, welche Themen bearbeitet wurden und welchen Spaß es gemacht hat, ein solches (Gegen-)Mittel zu entwickeln.

Die nachfolgenden Punkte – Einnahme, Beobachten der Veränderungen, veränderungsorientierte Handlungen vollziehen und

Gedanken denken, das Reflektieren in der nächsten Sitzung –, all das sind weitere wichtige Schritte im Gesamtprozess.

7.8 Dosierung, Einnahmezeitpunkte und Aufbewahrungsort

Nachdem die Ziele entsprechend der Wirkungen beschrieben wurden, ist die Festlegung auf Dosierung und Einnahmezeitpunkte für die meisten Klient:innen ein Leichtes.

> »Okay, nun zur Dosierung: Wann und wie oft pro Tag wirst du dein Präparat XY einnehmen, um eine bestmögliche Wirkung zu erzielen? Regelmäßig morgens, mittags, abends oder nur morgens und abends und zusätzlich nach Bedarf – oder vielleicht nur nach Bedarf? ... Was meinst du?«

Auch an diesem Punkt wird die Medizinmetapher konsequent weiterentwickelt:

> »Okay, du sagst, morgens einen vor dem Frühstück, mittags keinen und abends einen vor dem Zähneputzen und nach Bedarf, wenn du ahnst, dass jemand über deine Grenzen gehen könnte, ... das heißt also, auf der Dose steht dann *1/0/1 und nach Bedarf*, richtig?«
>
> »Eine Frage noch zu den ›Bedarfssituationen‹ (auf der Skala von 0 bis 10): Wie zuversichtlich bist du, die Bedarfssituationen zu erkennen und dann einen Changer einzunehmen?«

An dieser Stelle ist es hilfreich, sich die Bedarfssituationen, die geplante Einnahme und die positiven Veränderungen verhaltenskonkret beschreiben zu lassen, weil dies die Visualisierung einer *Problemmusterunterbrechung* ermöglicht. Allein der Fokus auf die Frage »Ist das eine Bedarfssituation?« stärkt schon die Ausrichtung, die eigenen Grenzen und Bedürfnisse wahrzunehmen. Mit dieser Frage wurde implizit eine kombinierte Beobachtungs- und Verhaltensaufgabe erteilt:

1) Achte darauf, wann dein Präparat im Bedarfsfall eingesetzt werden kann.
2) Nimm dein Präparat ein, sei gespannt und beobachte die Wirkungen.

Die Klient:in hat jetzt ein real existierendes Mittel zur Hand, mit dem sie sich in schwierigen Situationen empowern und ausrichten kann. Dies ermöglicht es ihr, in einer potenziellen Problemsituation dysfunktionale Muster durch die Einnahme zu unterbrechen und neue Gedankengänge oder Verhaltensweisen umzusetzen.

Auch die Frage nach dem Aufbewahrungsort, eingeleitet durch eine Frage wie: »*Und wo steht dein Changers-Döschen?*«, konkretisiert die Lösungssituation und führt die Klientin in ein stärkendes Lösungsbild mit erhöhter Selbstwirksamkeitserwartung. Wenn ich weiß, wo meine »Medizin« steht, kann ich darauf zugreifen und sie in meinen Alltag einbauen.

In manchen Fällen ist es praktisch, ein zweites Döschen zu haben, wenn sich Einnahmesituationen sowohl daheim als auch auf der Arbeit einstellen.

7.9 Einnahmeprozedur, Einnahmeritual und Geisteszustand

Das Explorieren der Dosierung, der Einnahmezeitpunkte und des Aufbewahrungsortes wie auch der Einnahmeprozedur, des Einnahmerituals und des Geisteszustandes bauen eine Brücke von der Erfindung des Präparats zur tatsächlichen Einnahme. Wenn ich weiß, wo mein Wundermittel/Gegenmittel steht, wann und wie ich es einnehme, steigt die Wahrscheinlichkeit der Vorfreude und damit die Chance auf Realisierung.

> »Und wenn du deine Changers einnimmst, wie – also in welchem Geisteszustand, mit welchem Mindset nimmst du sie ein? Eher ex und hopp, so wie man vielleicht ein Vitaminpräparat oder eine Aspirin ›einwirft‹, oder im Gegenteil eher achtsam, bewusst, kontemplativ, mit ein wenig Zeit, das Bild und die Wirkungen anschauend?«

Meiner Erfahrung nach antworten nur wenige der Klient:innen »einfach nur ex und hopp«. Die Mehrzahl kreiert sich ein kleines Einnahmeritual, bei dem sich einen Moment Zeit genommen und das Döschen angeschaut wird sowie die Wirkungen durchgelesen werden.

Einmal erhielt ich die Antwort: »[…] und dann lese ich mir die Wirkungen leise vor, halte inne und gehe aus der Tür, los zur Arbeit.«

Ein anderes Mal wurde eine Minizeremonie gestaltet: »Ich stelle mich morgens, bevor ich zur Arbeit gehe, an mein Küchenfenster, nehme mir 5 Minuten Zeit, schaue von oben in den Garten, meinen Kaffee in der Hand, vor mir steht auf der Fensterbank das Döschen, ich nehme es in die andere Hand, lese die Wirkungen, schaue mein Bild, das auf dem Deckel ist, an, nehme einen Changer heraus, schließe das Döschen wieder und lege ihn mir auf die Zunge, lasse ihn da eine Weile, bis er weich ist, schaue raus, habe ein gutes, warmes Gefühl und schlucke ihn dann runter, trinke den Rest Kaffee aus und dann gehe ich raus und beginne den Tag.«

Meines Erachtens ist es unerheblich, für welche Art der Einnahme sich die Klientin entscheidet, da sie die Wirkerwartung genau mit dieser Art der Einnahme verbindet. Genau so, wie die Klientin es für sich plant, ist es richtig, ist es die wirksamste Art für sie.

7.10 Einnahmezeitraum, Packungsgröße und Farbstreifen

Einnahmezeitraum

Mit der Entscheidung über die Dosierung und den Einnahmezeitraum lässt sich berechnen, wie viele Changers benötigt werden und welche Packungsgröße zu ordern ist. Zudem macht die Frage zum Zeitraum deutlich, dass das Präparat ein zeitlich begrenztes Hilfsmittel zur Selbstveränderung sein soll.

> »Und was glaubst du, über welchen Zeitraum wirst du dein Präparat voraussichtlich einnehmen, bis du es nicht mehr brauchst? Ein paar Tage, einige Wochen – oder länger? Ich frage, um zu wissen, welche Packungsgröße ich dir bestellen soll.«

Interessanterweise habe ich bisher kein einziges Mal die Antwort bekommen: »Einen Tag: Morgen früh nehme ich einen Changer und dann bin ich durch mit dem Thema – ist ja ein Wundermittel, oder nicht?«

Obwohl wir die Changers mit der *Wundermittelfrage* einführen, ist den meisten Menschen doch implizit klar, dass der Veränderungsprozess eine Mischung aus hypnotischer Magie, Autosuggestion, einer änderungsorientierten Ausrichtung *und* zu bewerkstelligenden selbstwirksamen Handlungen sein wird. Zudem suggeriert die Frage nach dem Einnahmezeitraum, dass es eine Weile brauchen könnte und es nicht mit einer einmaligen Einnahme getan ist.

Mich reizt zwar der Gedanke, zu suggerieren, dass ähnlich einer einmaligen Impfung auch eine einmalige Einnahme ausreichen würde – bestenfalls nochmal eine Auffrischung in einem halben Jahr benötigte. Doch vermutlich würden die meisten Klient:innen diesen großen Veränderungsoptimismus nicht teilen, und damit wäre diese Eine-Dosis-Intervention schon zum Scheitern verurteilt. Insofern erscheint es ratsam, den Veränderungsprozess auf einen gewissen Zeitraum auszulegen.

Dies ist auch der Grund, weshalb viele Klient:innen intuitiv als Präparatzusatz *depot* oder *retard* wählen. Die Depot-Variante ermöglicht, dass ein Spiegel z. B. von »Grenzan *depot*« über Tage und Wochen aufgebaut werden muss, bis es die volle Wirkung entfaltet. Ähnlich erlaubt der Zusatz *retard* die um Stunden oder Tage verzögerte Wirkung. Somit ist die Klientin nicht gleich frustriert, wenn der Erfolg nicht bereits wenige Momente nach der Einnahme einsetzt und sie sich nicht umgehend anders fühlt oder verhält.

Typischerweise werden bei regelmäßiger Einnahme Zeiträume zwischen 3 bis 12 Wochen genannt, was übrigens auch zum Befund passt, dass zur Bildung neuer Gewohnheiten durchschnittlich zwei bis drei Monate benötigt werden. Wenn Changers ausschließlich bei Bedarf einsgenommen werden, können die Zeiträume länger ausfallen. Da manche herausfordernden Bedarfssituationen selten vorkommen (die Schwiegereltern kommen erst Weihnachten wieder zu Besuch/Kolleg:in Meier wird erst in einigen Monaten wieder an unserem Standort sein), wird manchmal auch kein Einnahmezeitraum, sondern einfach die nächste Sitzung als Zeitpunkt gesetzt, um die Veränderungen zu reflektieren und zu schauen, ob die Einnahme fortgesetzt werden soll oder die Verbesserungen bereits ausreichen. In diesem Fall sollte zuvor besprochen werden, welche Hinweise für erste Entwicklungsschritte/Zwischenschritte hin zum Zielzustand beobachtbar sein müssen, damit sie in der kommenden Sitzung besprochen werden können.

> »Auf dem Weg dahin, mit solchen Situationen gut umgehen zu können, – was müsste da als Erstes passieren, was müssten Sie als Erstes tun können?«

Bei der Frage nach dem Einnahmezeitraum tendieren einige Menschen, die ihre Zuversicht »verlegt« und aktuell keinen Zugriff auf sie haben, dazu, den Zeitraum ausdehnen zu wollen. Sie glauben und sagen voraus, dass sie »lange bis sehr lange« benötigen werden, um ihr Ziel zu erreichen. Insofern birgt die Frage nach der Einnahmedauer die Gefahr, eine die Problemmuster aufrechterhaltende, selbsterfüllende Prophezeiung hervorzubringen. Eine Festlegung auf »zwei Jahre« zum Beispiel entspringt meist der aktuell zuversichtsreduzierten Perspektive. Wenn die Klientin aber in zwei bis drei Monaten besser aufgestellt und zuversichtlicher sein wird – vermutlich hat das Präparat angeschlagen –, würde die Frage sicherlich optimistischer beantwortet werden, vielleicht mit »ein halbes Jahr«.

Deshalb frage ich bei Menschen, bei denen ich vermute, dass sie ihre Zuversicht verlegt haben, lieber:

> »Und was glaubst du, über welchen Zeitraum wirst du dein Präparat nehmen, bis es erste Wirkungen zeigt? Ein paar Tage, einige Wochen?«

Patienten, die annehmen, dass eine Einnahme Monate oder Jahre erfolgen muss, fordere ich bisweilen ein wenig heraus:

> »Aber das ist doch ein Wundermittel! Wenn du dir wünschen dürftest, dass es schnell(er) wirkt, würdest du es dir wünschen?«

Nur selten habe ich auf diese Frage ein »Nein« erhalten.

Letzten Endes hat aber auch hier die Klientin recht: Wenn sie einen langfristigen Einnahmezeitraum vorhersagt, länger als ich gehofft hatte, so darf dies ihre eigene Entwicklungsgeschwindigkeit sein. Dies gilt insbesondere, wenn die vergleichsweise lange Dauer weniger auf mangelnde Zuversicht zurückzuführen ist, als vielmehr einen realistischen Blick bezüglich der eigenen Möglichkeiten und der Lebenssituation darstellt.

Wie in allen Prozessen gilt es auch hier, die eigene Kommunikation zwischen »Optimismus fördern« und »Realismus ermöglichen« auszutarieren.

Packungsgröße

Mit der Dosierung und dem Einnahmezeitraum lässt sich die Packungsgröße bestimmen: Täglich einen Changer über zwei Monate ergibt 60 Stück. Die Changers lassen sich aktuell in drei Packungsgrößen bestellen: N1 = 30 Stück, N2 = 60 Stück, N3 = 90 Stück. Wenn dies nicht ausreicht oder die Packung aufgebraucht wurde, ist es möglich, eine Nachfüllpackung zu bestellen.

Wenn die Changers an zwei unterschiedlichen Orten deponiert werden sollen, kann es natürlich sinnvoll sein, statt einer 60er-Dose zwei 30er-Dosen zu ordern.

Die Vorratspackung – ein gutes Gefühl

Einmal meldete mir eine Klientin zurück, dass sie eigentlich gar nicht so viele Changers benötigt hätte, es würde sich aber gut anfühlen, immer genügend in petto zu haben. Sie habe die halbe Packung noch über, würde sie kaum noch einnehmen, da es nicht mehr nötig sei. Aber es wäre einfach gut, die Dose als Sicherheit noch eine Weile dabeizuhaben, sich zu erinnern und zu wissen, dass, wenn es nötig sein sollte, sie wieder einen Changer nehmen könnte.

Farbstreifen

Da verschiedene Farben mit verschiedenen Wirkungen in Verbindung gebracht werden, ist die Farbgestaltung durchaus wirksam und wichtig.

Blauen und grünen Pillen wird meist eine beruhigende Wirkung zugeschrieben, während rote, gelbe und orangefarbene Pillen eher mit einer stimulierenden Wirkung in Verbindung gebracht werden (Craen et al. 1996).

Das Bestellformular erlaubt verschiedene Farbstreifen auf dem Etikett: rot, grau, grün, orange, blau, gelb, purpurrot, schwarz. Andere Farben können auf Anfrage im Kommentarfeld zur Bestellung genannt werden. Auf Wunsch lässt sich die Farbe an die Grundfarbe des gewählten Bildes anpassen.

7.11 Die Überdosierungsfrage

> »Eine Frage habe ich noch … Weißt du, manchmal kleben zwei oder drei Changers produktionsbedingt leicht aneinander. Angenommen, du merkst das nicht und nimmst unbeabsichtigt 2–3 Stück auf einmal, … was könnte dann schlimmstenfalls – oder noch wahrscheinlicher bestenfalls (!) – passieren? Wenn du eine Überdosis ›Grenzan *depot*‹ eingenommen hättest zum Beispiel? Was wäre dann los?«

Abhängig vom Präparat und seinen gewünschten Wirkungen können »Überdosierungen« produktiv oder kontraproduktiv sein. Bei »Grenzan *depot*« könnte als scheinbar negative Wirkung imaginiert werden: »Ich sage tatsächlich ›Nein – vergiss es‹, bevor die Person überhaupt ihren Mund aufgemacht hat! Ich werde richtig egoistisch!« Doch es wird so erstmals möglich zu denken, was zuvor nie gedacht werden konnte: »Ich kann auch ganz anders (sein)!« Zudem werden diese Ideen meist mit Humor und einem Grinsen präsentiert! Insofern wirken sie sich letztlich positiv aus.

In den meisten Fällen werden ohnehin erfreuliche Effekte einer Überdosierung genannt:

KLIENTIN Ich hätte richtig guten Zugang zu mir und meinen Gefühlen und Bedürfnissen. Ich wäre immer im Lot und mit mir im Reinen. Ich hätte immer eine gute Antwort parat. Und ich wäre manchmal auch ein bisschen frech.

Der Therapeut könnte darauf reagieren mit:

THERAPEUTIN Okay, das klingt alles erstmal ganz gut und sinnvoll, oder? ... Das heißt also, dass du auch mal zwei nehmen und schauen könntest, wie sich das anfühlt, was du dann tust?

Die Frage nach der Überdosis sollte *in jedem Fall* gestellt werden, da sie ein yogaähnliches »Gedankenstretching« ermöglicht, welches die vorhergehenden Fragen meist noch nicht geschafft haben. Und es ist in aller Regel ein wunderbar humorvoller Abschluss:

»Ein Placebo überdosieren? Geht denn das?«

7.12 Abschluss

Bevor wir vereinbaren, ob und wenn ja, wann weitergehende Termine stattfinden sollen, ist es wichtig, die Klient:innen über zwei letzte Punkte zu informieren. Ted Kaptchuk (Kaptchuk et al. 2010), Professor an der Havard Medical School und Pionier der Erforschung offener Placebos, hat bei seinen diesbezüglichen Studien als Suggestion die folgenden Erläuterungen in der patientenorientierten Aufklärung zu offenen Placebos eingeführt:

1) Der Placebo-Effekt ist stark,
2) der Körper kann automatisch auf die Einnahme von Placebopillen reagieren, so wie die Pawlowschen Hunde, denen beim Hören einer Glocke der Speichel lief,
3) eine positive Einstellung hilft, ist aber nicht notwendig,
4) eine gewissenhafte Einnahme der Pillen ist entscheidend.

Die ersten beiden Punkte lasse ich, wenn möglich, bereits in der Einführung der Changers-Intervention einfließen, indem ich auf interessante Ergebnisse der Placeboforschung hinweise. Die Punkte drei und vier hingegen gebe ich regelmäßig am Ende begleitend mit auf den Weg:

> »Ach, einen allerletzten Punkt noch: Placeboforscher sagen, dass es offenbar nicht nötig ist, an die Wirkung zu glauben. Man vermutet, dass unterbewusste Erwartungsfaktoren am Werke sind. Was aber wichtig ist, ist, dass das Präparat so (regelmäßig) eingenommen wird, wie es vereinbart war, wie bei jeder anderen medikamentösen Behandlung auch, also nehmen Sie es bitte dementsprechend, okay?«

Diese Aussage fördert die Compliance und bestärkt die Klientin, macht aber auch gleichzeitig noch einmal unseren Expert:innenstatus deutlich. Wir haben zwar in den vergangenen 45 Minuten eine ungewöhnliche, ja vielleicht absurd erscheinende Intervention durchgeführt und haben nichtwissend, aktivierend gefragt, zeigen aber zum Abschluss, dass wir Expert:innen sind und sehr genau wissen, was wir hier tun. Das fördert das Vertrauen in das Vorgehen und damit die Adhärenz und erhöht somit die Wahrscheinlichkeit für den Erfolg der Behandlung.

Abschließend vereinbaren wir auf Wunsch einen weiteren Termin oder klären, ob die Klientin sich selbst bei Bedarf proaktiv melden will. Damit beenden wir die Sitzung.

In den meisten Fällen gehen wir beide

- mit einem heiteren, zufriedenen und zuversichtlichen Gefühl,
- mit dem Wissen, dass die Klientin jetzt etwas Hilfreiches an der Hand hat, und
- mit dem Gefühl, eine richtig gute Stunde verbracht zu haben,

aus der Sitzung raus.

7.13 Nach der Sitzung

Ich schätze es, wenn die Klientin anschließend in Ruhe auf die Ergebnisse unserer Sitzung schauen und, wenn nötig, diese korrigieren kann. Es soll ja *ihr* Präparat werden, das sie gern und mit Freude einnimmt. Da können schon mal ein verkehrtes Satzzeichen, ein in Großbuchstaben zu schreibendes Wort oder die veränderte Reihenfolge (= Rangfolge) der Wirkungen wichtig und wirksam sein.

Für diesen Feinschliff schicke ich im Anschluss an unsere Sitzung der Klientin per E-Mail die gemeinsam erarbeiteten Informationen (Präparatname, Wirkungen, Dosierung etc.). Ich bitte sie, die Angaben zu prüfen und mir dann Folgendes rückzumelden:

1) eine Korrektur bzw. ein Okay,
2) die Bilddatei für den Druck und
3) die Versandadresse.

Mit diesen Informationen kann ich dann die Bestellung aufgeben.

7.14 Zusammenfassung des Changers-Prozesses

Die folgende stichwortartige Zusammenfassung soll helfen, in der Sitzung relevante Aspekte im Blick zu halten.

1	Vorbereitung und Einführung	Voraussetzungen bei der Klientin gegeben? Wird das Konzept des Open-Label-Placebos verstanden? Timing: ausreichend Zeit einplanen Start: Neugier aufbauen
2	Wundermittelfrage	Frage stellen Dose zeigen, Prinzip erklären, Befunde zitieren Nonverbal, Körpereinsatz: Spiegelneuronen nutzen
3	Wirkungen	Klient:in wählt Reihenfolge Druck raus: vorläufige Arbeitsversion 3 Wirkungen + 3 Nebenwirkungen + 3 Langzeiteffekte Positivformulierungen, O-Ton, Papagei Kurz: 450 Zeichen (16 Zeilen à 25 Zeichen) Metaphern und konkrete Beschreibungen
4	Nebenwirkungen	Nice to have, on top, heute gratis! Spaß und Freude erlaubt!
5	Langzeiteffekte	Zeitlich begrenzte Unterstützung/Einnahme Welche Veränderungen sind in 6/12 Monaten zu erwarten, nachdem die Changers gewirkt haben und abgesetzt wurden?

6	Bild/Wort/Satz	Bild, Symbol, Gegenstand, Lebewesen, Tier, Pflanze, Landschaft, Farbe, Form, Gedanke, Satz, Affirmation, Wort, mehrere Elemente, Hintergrund Bildsuche gegebenenfalls als Aufgabe mitgeben KI-Bildgenerierungstool
7	Präparatname 1. Wortstamm 2. Endung	 Deutsch, Latein (medizinisch), Englisch, Abkürzung -in/-phen/-zym/-al/-xan/-en/-ax/-ex/-med/-mal/-ol
	3. Zusatz	Wort: *akut/retard/forte/complex/plus/depot/express/extra-stark* Zahl: 400/800/1000/3000 Potenz: C30/D6/D12 Anregungen bei KI finden
8	Dosierung	Wie viel: __ pro Tag/nach Bedarf
	Einnahmezeitpunkte	Wann: morgens/mittags/abends __/__/__
	Aufbewahrungsort	Wo (zweite Dose hilfreich?)
9	Einnahmeprozedur, Einnahmeritual	Beschreiben lassen
	Geisteszustand	Ex und hopp oder achtsam, bewusst, kontemplativ
10	Einnahmezeitraum	Wie lange, »bis du es nicht mehr brauchst« vs. »bis erste Wirkungen eintreten«
	Packungsgröße	30er/60er/90er (Info: Nachfüllung möglich)
	Farbstreifen	Rot, grau, grün, orange, blau, gelb, purpurrot, schwarz
11	Überdosierungsfrage	Schlimmstenfalls/bestenfalls Überdosieren positiv nutzbar?
12	Abschluss	Nicht nötig, daran zu glauben, damit es wirkt; aber regelmäßige Einnahme ist essenziell.

Tab. 1: Relevante Aspekte des Changers-Prozesses

Ich habe eine Weile gebraucht, um alle relevanten Aspekte dieser Intervention zu behalten und keinen Schritt im Sitzungsverlauf für die Entwicklung der Dose zu vergessen. Um alle Aspekte der Changers zu berücksichtigen, empfehle ich, zumindest zu Beginn einen Leitfaden zu nutzen (siehe den »Leitfaden zur Entwicklung der Changers mit Klient:innen« in den Ressourcen am Ende des Buches).

7.15 Changers für dich

Lust auf ein Experiment? Beginne bei dir selbst!

Bevor du Changers mit deinen Klient:innen einsetzt, ist es sinnvoll, sie für dich auszuprobieren und gewissermaßen eine kleines

Selbsterfahrungsexperiment zu starten. Am einfachsten ist es, sich beim Erstellen eines eigenen Changers Unterstützung von einer in der Anwendung geschulten Kollegin zu holen, sodass der Fokus nur auf deinem Thema und den Inhalten liegen darf und du nicht zeitgleich deinen Prozess steuern musst. Ein Überblick über zertifizierte Coachs/Therapeut:innen findest du unter www.mind-changers.de/ueber-uns.

Alternativ lade ich dich ein, mithilfe des »Leitfadens zur Entwicklung von Changers für dich« in den Ressourcen am Ende des Buches eigenständig einen Changer zu entwickeln und die Wirkung mit einem eigenen Anliegen am eigenen Leib zu testen. Also – überleg dir, welches Thema du angehen willst. Auf geht's!

8 Voraussetzungen zur Anwendung

Voraussetzung für die kunstgerechte Anwendung der Changers-Intervention sind praktische Fähigkeiten in der Gesprächsführung, wie sie in Therapie, Coaching oder Beratung allerdings ohnehin unumgänglich sind. Zudem empfehle ich, einmal vorab praktische Erfahrungen mit den Changers mit einem eigenen Thema zu machen. Ein Selbsterfahrungs-/Selbstveränderungs-Changer kann natürlich in Eigenarbeit erstellt werden. Ein »Leitfaden zur Entwicklung von Changers für dich« findet sich in den Ressourcen am Ende dieses Buches. Intensiviert wird die Erfahrung möglicherweise dadurch, wenn du dich durch eine Kollegin im Entwicklungsprozess begleiten lässt, die in der Anwendung der Changers geschult ist.[23]

8.1 Änderungswunsch

Aufseiten der Klient:in bedarf es eines Änderungswunsches, der in Form einer Klage oder in Form eines Ziels vorgebracht wird. Im Sinne der Beziehungstypen Besucher/Klagender/Kunde (de Shazer 2022) bedarf es also einer Klagenden- oder Kunden-Beziehung.

Bringt die Klientin kein Problem mit, handelt es sich um eine Beziehung vom Typ Besucher:in, bei der die lösungsfokussierte Grundregel gilt: »Wenn es nicht kaputt ist, repariere es nicht.« Ohne Wunsch zur Veränderung wird kaum eine Intervention fruchtbar sein.

Wird hingegen ein konkreter Wunsch nach Veränderung vorgetragen, ist es in der Regel möglich, daraus ein Ziel und diesem entsprechende Changers zu entwickeln.

Ein Änderungswunsch kann beispielsweise als Problembeschreibung mit noch fehlender Zielbeschreibung im Rahmen einer Therapie-, Coaching- oder Beratungssitzung vorgebracht werden (z. B. Konflikt mit Vorgesetzten, Schwierigkeiten, sich zu motivieren und zu strukturieren, soziale Ängste ...). Ein Änderungswunsch kann sich aber auch unmittelbar in einer Zielbeschreibung ausdrücken (z. B. »mich regelmäßig gesund ernähren und bewegen«; »mutig genug werden, zu kündigen und einen neuen Job anzunehmen«).

23 Einen Pool von geschulten Kolleg:innen findest du unter www.mind-changers.de/ueber-uns [20.03.2025].

Obwohl es mitunter nützlich ist, lädt das Kategoriensystem der Beziehungstypen leider auch ein, zum Teil wenig hilfreiche Zuschreibungen in Bezug auf vermeintliche Eigenschaften und Motivationen der Klient:innen vorzunehmen (»sie will nichts verändern, will doch nur klagen«). Daher empfehle ich, in *jeder* Klientin eine Kundin für ein gegebenenfalls noch zu erarbeitendes Ziel zu sehen und mit ihr nach ihren Zielideen und den damit verbundenen eigeninitiativen Lösungsschritten zu suchen.

Wenn die »Wahrgebung«, die Realitätskonstruktion der Klientin, noch von der Überzeugung geprägt ist, dass andere sich ändern müssen, so müssten ebendiese diese Personen einen Changer verschrieben bekommen – nicht die Klientin. Interessanterweise ist aber die Klientin anwesend und nicht der Partner, Kollege oder Vorgesetzte …[24].

Möglicherweise gibt es doch eine unausgesprochene Annahme vonseiten der Klientin, dass ein Gespräch/Prozess mit ihr alleine hilfreich sein könnte. Mit dieser Annahme und Motivation gilt es zu arbeiten. Um die Idee des selbstwirksamen Eigenanteils an der Veränderung zu fördern, stelle ich gern Fragen wie:

1) »Angenommen, sie [die Chefin o. Ä.] würde sich wirklich ändern, was wäre Ihnen dann möglich/wie würden Sie reagieren (können)? Warum wäre das gut?«
2) »Mal angenommen, unser Coaching war sehr hilfreich, und angenommen, wir treffen uns in einem Jahr wieder. Was würden Sie mir gern erzählen können, was sich alles verändert hat und was Sie dann tun konnten? Was noch? Und weiter? Was noch?«
3) »Wenn Sie diese Zielsituation im Kopf haben, … was glauben Sie, welche Eigenschaft oder Fähigkeit es (auf Ihrer Seite) braucht, um das zu erreichen oder sich dem ein gutes Stück anzunähern?«

Erst wenn diese letzte Frage beantwortet werden kann, lässt sich auch sinnvoll ein Changer entwickeln, weil dann der Fokus auf die Ver-

24 Mit diesem Beispiel soll nicht ausgeschlossen werden, dass es zum Beispiel im Arbeitskontext ggf. hilfreich sein könnte,

- dass die Chefin ein Coaching in Anspruch nimmt,
- eine Sitzung mit beiden Konfliktparteien durchzuführen, um die Situation zu klären,
- ein Teamcoaching zur Verbesserung der Kommunikation durchzuführen,
- eine Organisationsentwicklungsmaßnahme durchzuführen, die mehr die Rahmenbedingungen und Strukturen der Arbeit in den Blick nimmt.

änderung in der eigenen Person gelegt wurde. Erst dann kann auch sinnvoll die Wundermittelfrage gestellt und näher präzisiert werden. Bei unabänderlichen Situationen im Privaten wie auf der Arbeit gehen die Antworten meist in Richtung der Bewältigung und eines veränderten Umgangs mit dem, was ist. Auch dafür können Changers entwickelt werden.

8.2 Verständnis des Placebokonzepts

Eine zweite zentrale Voraussetzung zur Anwendung der Changers-Intervention ist, dass die Klientin das Konzept des Placebos kennt und versteht. Dieses Verständnis ist in den meisten Praxisfeldern im Rahmen von Coaching, Therapie und Beratung durch entsprechende Vorbildung gegeben. Wenn davon ausgegangen werden kann, dass das Placebokonzept gänzlich unbekannt ist, könnte die Hürde zum Einsatz dieser Intervention zu hoch liegen, um sie gewinnbringend und ethisch vertretbar einzusetzen.

Grundsätzlich gilt: Wenn nicht sichergestellt werden kann, dass das Prinzip eines offenen Placebos verstanden worden ist, ist die Anwendung ethisch nicht vertretbar. Dies kann insbesondere der Fall sein, wenn die kognitiven Fähigkeiten oder das Sprachverständnis beeinträchtigt sind. Ebenso ist es rechtlich und ethisch nur vertretbar, Changers bei Kindern und Jugendlichen einzusetzen, wenn die Eltern die Intervention verstanden und ihr Einverständnis gegeben haben.

Dennoch gibt es kreative Möglichkeiten, das Prinzip der Changers bei Kindern anzuwenden, ohne die Medizinmetapher zu befleißigen. In dem Fall geht es nicht um ein offenes Placebo in einer medizinischen Verpackung, sondern es sind magische Bilder, Worte, Kraftfiguren etc., die auf die Oblaten gedruckt und in einer kindgerechten Verpackung mitgegeben werden.[25]

25 2024 wurde ein Pilotprojekt zum Einsatz der Changers mit jungen Klient:innen im Setting von Jugendhilfe und Psychotherapie durchgeführt. Nach diesen ersten erfolgversprechenden Erfahrungen wird zum Zeitpunkt des Verfassens dieses Buches eine Evaluationsstudie in Kooperation mit Dipl.-Psych. Stefan Beher und Prof. Dr. Enno Hermans von der Medical School Hamburg vorbereitet, um die Wirksamkeit der Changers-Intervention in der Wartezeit auf Psychotherapie bei Kindern und Jugendlichen zu untersuchen.

8.3 Kosten

Die dritte Voraussetzung ist, dass die Kosten für die Changers bezahlt werden können.

Praktiker:innen, die mit Selbstzahler:innen arbeiten, entscheiden sich oft, die Kosten für die Changers in ihr Stundenhonorar einzupreisen. So ist gesichert, dass die Frage der Bereitschaft, weiteres Geld für die Veränderung – in diesem Fall mithilfe der Changers – auszugeben, den Prozess nicht unterbricht bzw. stört. In den Arbeitsfeldern Therapie, Coaching, Beratung ist es bisher nicht Usus, weitere kostenpflichtige Leistungen anzubieten, die den Prozess unterstützen sollen. Im Gegensatz dazu haben Ärztinnen oder Heilpraktiker:innen keine Probleme damit, von der Krankenkasse nicht finanzierte Medikamente oder privat zu zahlende *individuelle Gesundheitsleistungen* (IGeL) anzubieten.

In den Settings, in denen die Hilfeleistung nicht durch die Klientin selbst bezahlt wird (z. B. kassenfinanzierte Psychotherapie, psychosoziale Beratung in Institutionen, vom Arbeitgeber oder der Agentur für Arbeit finanzierte Coachings), stellt sich ebenfalls die Frage der Finanzierung. Wenn die Institution die Kosten nicht übernimmt, bleibt die Frage, ob die Klientin sich diese individuelle Zusatzintervention leisten kann bzw. möchte. Für Menschen, die am Existenzminimum leben, sind selbst einmalige Ausgaben für Changers oft nicht zu stemmen. Für Menschen, die nicht in Armut leben, stellen die Kosten in der Regel kein Problem dar.

8.4 Zuversicht

Zuversicht in Bezug auf eine mögliche Verbesserung der eigenen Situation ist vermutlich *die* zentrale Zutat für nachhaltige Veränderungsarbeit. Befunde aus der Psychotherapieforschung belegen, dass im therapeutischen Prozess frühe Verbesserungen u. a. der Erwartung positiver Therapieergebnisse stark mit einem besseren Therapieergebnis verbunden sind (Vîslă, Constantino und Flückiger 2021). Insofern muss es eine zentrale Aufgabe des Therapiesystems sein, gleich zu Beginn die meist noch schwache Hoffnung auf Verbesserung zu steigern.

Wenn die Changers-Intervention eingesetzt wird, *bevor* die Zuversicht – wodurch auch immer – gesteigert werden konnte, ist es wahrscheinlich, dass der Prozess wenig erfolgreich verlaufen wird.

Die Antworten und Reaktionen auf das therapeutische Angebot mögen sich sozial erwünscht und nach außen hin compliant entwickeln, die Klientin scheinbar gut mitarbeiten, sie bleibt aber noch skeptisch, ob wirklich eine nachhaltige Veränderung möglich ist und sie hier die Hilfe erfährt, die sie sich so sehr wünscht.

Daher ist es von zentraler Bedeutung, Zuversicht steigernde Prinzipien zu kennen und einzusetzen. Erst anschließend werden die darauffolgenden veränderungsorientierten Handlungen (Mikrointerventionen) fruchtbar sein.

Fünf Schritte zur Steigerung der Zuversicht

In Situationen, in denen die Hoffnungslosigkeit noch stärker ist als die Zuversicht, empfehle ich die im Folgenden aufgeführte Reihenfolge lösungsfokussierter Prinzipien/Fragen:

1) Problemwürdigung und Validierung der Belastung/des Leids
2) Bewältigungsfragen: »Wie halten Sie das aus?/Wie schaffen Sie es dennoch, XY zu tun?«
3) Ausnahmefragen: »Wann war es das letzte Mal ein wenig besser/leichter/erträglicher?«
4) »Wie kommt es, dass Sie auf der Skala bei 1 sind und nicht bei 0?«
5) Zuversichtssteigernde Jokerfrage:
6) »Sie sind ja hier hergekommen in der Annahme, dass sich XY irgendwie bessern kann, oder? [Wichtig: abwarten, bis Zustimmung kommt.] Was sagt Ihnen, *dass* sich XY bessern kann? Was sagt Ihnen, *dass* es Sinn macht, dass wir darüber sprechen? Was sagt Ihnen, *dass* sich das irgendwie lösen lässt bzw. dass Sie das irgendwie in den Griff kriegen können?« [Hier mindestens drei Gründe berichten lassen, warum die Klientin glaubt, dass eine Veränderung möglich ist: Was noch? Und weiter? Was noch?]

Diese Fragen werden in der Regel nur dann fruchten, wenn wir sie mit einer Haltung von Respekt vor dem Erlittenen und Erreichten sowie mit einer Haltung des Nicht(besser)wissens umsetzen können.

Wenn jeder Punkt ausgiebig exploriert wird – diese fünf Schritte können durchaus die Hälfte eine Sitzung ausmachen –, ist dies ein relativ sicherer Weg zur gemeinsamen Wiederherstellung von Zuversicht auf beiden Seiten. Und erst wenn dies erreicht ist, kann ein Ziel für die Sitzung oder den gesamten Prozess in den Blick genommen werden:

> »Angenommen, unser Gespräch heute macht einen Unterschied, und angenommen, wir treffen uns in ein paar Wochen wieder ..., was würden Sie mir gern berichten können, was sich verändert/verbessert hat?«

Neben spezifisch die Zuversicht steigernden Gesprächstechniken können auch das gesamte Setting (das Ritual regelmäßiger Gespräche; die Sicherheit, Zuversicht und Professionalität ausstrahlende Therapeutin; die Räumlichkeiten) sowie die gekonnte Umsetzung einer Intervention einen die Hoffnung fördernden Effekt haben.

Kurz gesagt: Beginne erst mit der Changers-Intervention, wenn Zuversicht spürbar vorhanden bzw. ausreichend gewachsen ist.

Eine Übersicht und eine weitere Reflexion der Grenzen der Changers-Intervention findet sich im Kapitel 14.

9 Timing

Zu welchem Zeitpunkt können Changers gewinnbringend eingesetzt werden?

Changers können in den allermeisten Veränderungsprozessen im Rahmen von Therapie, Coaching, Beratung und Supervision insbesondere in den folgenden Phasen eingesetzt werden:

- Zielentwicklung
- Konkretisierung der zur Zielerreichung benötigten Ressourcen
- Begleitung der Zielerreichung
- Abschluss des Prozesses.

Abhängig von den Rahmenbedingungen (Kurzzeitintervention vs. längerfristige therapeutische/coachende Begleitung) und vom praktizierten Ansatz (der therapeutischen Schule) kann die Changers-Intervention entweder flankierend, den Veränderungsprozess unterstützend oder als eigenständiger Ansatz, als roter Faden z. B. im Rahmen einer lösungsfokussierten Kurzzeitintervention eingesetzt werden. Entsprechendes gilt für den Zeitpunkt, diese Intervention einzubringen.

Als lösungsfokussierter Praktiker in den Bereichen Coaching, Supervision, Therapie und Beratung bin ich dazu übergegangen, die Changers meist in der zweiten Sitzung anzuwenden. Dies gibt mir für die erste Sitzung ausreichend Zeit, den Rahmen, die Anliegen, Ziel(e) und Ressourcen zu klären, um dann zum Ende des Treffens die Changers-Intervention vorzubereiten, meist mit den folgenden Fragen:

- »Welche Fähigkeit bzw. welche Eigenschaft werden Sie brauchen, um das eben beschriebene Ziel zu erreichen?«
- »Wenn Sie ein Bild für das Ziel bzw. für diese Fähigkeit/Eigenschaft wählen müssten …, was wäre das? Was aus der Natur, welches Lebewesen, welcher Gegenstand, welche Situation/Szene …? Was erinnert Sie am meisten an das, was Sie erreichen wollen bzw. was Sie brauchen, um das Genannte zu schaffen? Oder ist es vielleicht ein Wort, ein Satz, ein Glaubenssatz, ein Gedanke, eine Affirmation? Oder ein Foto? Überlegen Sie mal …, was könnte es sein?«

Wenn ein Bild, Wort oder Satz gefunden wurde, bitte ich die Klientin, dieses zur nächsten Sitzung wieder mitzubringen.

Wenn noch keines gefunden wurde, gebe ich dies der Klientin als Aufgabe mit nach Hause. Das in den nächsten Stunden und Tagen gefundene Bild oder Symbol, das Wort oder den Satz soll sie dann zur nächsten Sitzung mitbringen – egal, ob digital auf dem Smartphone oder als Objekt bzw. auf Papier.

Die Beschäftigung mit dem Bild ist eine gute Vorbereitung für die Changers-Intervention, da ich dann beim zweiten Treffen nach der Exploration der Veränderungen gleich mit den Changers starten und die Wundermittelfrage stellen kann. Meist deute ich an, dass wir in der kommenden Sitzung damit weiterarbeiten werden – sage aber noch nicht, *was* ich vorhabe. Ich setze also einen Cliffhanger ein, der neugierig auf die nächste Sitzung machen soll.

Beim zweiten Treffen exploriere ich zunächst die Veränderungen seit dem Erstgespräch und gehe dann über zur Entwicklung des Changers mit der einleitenden Frage, ob das Bild gefunden wurde.

Changers als Abschlussintervention

Eine Kollegin entschied, die Changers als Abschlussintervention einzusetzen, quasi als Überraschungsgeschenk zum Abschied. Dabei entwickelte sie selbst mithilfe ihres Wissens über die Klientin den Changer. Sie druckte alle bedeutsamen Impulse und Veränderungen auf die Dose, die sie im Laufe des Prozesses von ihrer Klientin erfahren hatte. Als Erinnerung und Zusammenfassung des Prozesses und als Rückfallprophylaxe scheint mir diese Variante eine gelungene Intervention zum Abschluss eines Prozesses.

10 Onlinesitzungen mit Changers

Seit 2005 führe ich Coachings und Beratungen auch per Videokonferenz durch und mache damit immer wieder sehr gute Erfahrungen. Inzwischen sind auch zahlreiche Kund:innen offen für dieses Medium. Ich habe rund die Hälfte meiner Changers-Prozesse per Videokonferenz durchgeführt und kann bisher keinen Unterschied zum Offline-Präsenztreffen ausmachen.

Eine methodische Frage jedoch stellt sich: Während im Präsenztreffen die Therapeutin /der Coach die Worte der Klient:innen für die Changers-Dose auf Papier mitschreibt, kann das Protokollieren in einer Onlinesitzung gleich am PC geschehen. Sollte man, wenn man während der Sitzung am PC mitschreibt, protokolliert und das Etikett und das Bild entwickelt, den Bildschirm teilen, damit die Klientin darauf schauen kann? Alle gängigen Videokonferenztools bieten die Möglichkeit, den eigenen Bildschirm zu teilen und gemeinsam auf ein Dokument zu blicken und es zu reflektieren.

Der gemeinsame Blick fokussiert die Aufmerksamkeit und ist bisweilen sehr hilfreich. Auch bei der Entwicklung eines Changers liegt es nahe, ein Dokument zu teilen, auf dem das Etikett sichtbar ist, an dem gemeinsam gearbeitet wird. Wird offline in Präsenz gearbeitet, ist es hingegen unwahrscheinlich, dass der Coach bzw. Therapeut die Mitschrift immer wieder zeigt oder an einer Flipchart die Begriffe für das Etikett notiert und damit den Blick der Klientin auf die niedergeschriebenen Worte lenkt. Indem wir die Klientin einladen, auf das Etikett zu schauen, wird sie in den Raum, in dem sie sich aktuell befindet, und in das Jetzt fokussiert. Meiner Erfahrung nach ist dies für das kreative Nachdenken eher hinderlich, da der Blick auf dem ruht, was bereits erarbeitet wurde, und weniger dahin geht, was sich noch Gutes durch die Changers entwickeln könnte. Es fällt in der Regel leichter, auf hypothetische Fragen zu antworten, wenn der Blick schweifen und gewissermaßen in den Möglichkeitsraum der Zukunft gehen kann. Die Wundermittelfrage oder die nach den Wirkungen ist in der Regel leichter zu beantworten, wenn der Fokus der Augen nicht auf die bisherigen Ergebnisse bzw. das Hier und Jetzt gerichtet ist, sondern frei herumschweifen kann.

Daher empfehle ich eher, den Bildschirm mit dem zu entwickelnden Etikett *nicht* zu teilen, sondern einfach im Gespräch zu sein, die positiven Antworten mitzuschreiben und sie im O-Ton, in ihrem Wortlaut zu wiederholen. So kann die Klientin sich selbst sprechen hören und dann weiter explorieren.

Wenn die Therapeutin Zusammenfassungen und Wiederholungen zu sparsam gibt, passiert es manchmal, dass Klient:innen um eine Zusammenfassung der bisherigen Antworten bitten (»Was steht da jetzt alles noch mal bei den Wirkungen?«), um im Denkprozess unterstützt zu werden. Hier ist es hilfreich, die Antworten laut vorzulesen und ggf. auch den Bildschirm zu teilen.

11 Wie Therapeut:in und Klient:in zu den Wirkprinzipien beitragen

Menschen sind keine trivialen Maschinen, d. h., wir können nie erwarten, dass die therapeutische Handlung X zur Reaktion X' bei der Klientin führt. Unser therapeutisches Handeln wird jedoch dadurch professionell, dass wir insgesamt teleologisch bzw. zielbewusst kommunizieren und interagieren. Die nachfolgende Tabelle 2 analysiert die Changers-Intervention in Bezug auf ihre Wirkprinzipien und benennt die darin enthaltenen (Mikro-)Interventionen. Die Aufstellung beleuchtet, inwieweit Therapeut:in (Intervention) und Klient:in zum intendierten Effekt beitragen.

Wirkprinzip	Beitrag Therapeut:in
1) Erwartungssteigerung	Bewusstmachung des Curabo-Effekts und der Changers-Wirkprinzipien zur Selbstwirksamkeitssteigerung therapeutischen Handelns
2a) Suggestion	Intervention: suggestive Sprache, Überzeugen durch Befunde der Placeboforschung bzw. Changers-Forschung, Berichte über Erfolgsgeschichten, profess nelles Auftreten, Diplome und Zertifikate, Homepage usw.
2b) Autosuggestion	
3) Die Kraft positiver Bilder	Intervention: Erfragen des Symbolbildes
4) Das Einnahmeritual als Symbolhandlung	Intervention: Aktivieren, werben und überzeugen, sich auf die Changers-Intervention einzulassen und die Oblaten einzunehmen; erfragen des Einnahmerituals
5) Zielorientierung/motivationale Klärung	Intervention: smarte Zielentwicklung durch detailliert Erarbeiten der erhofften/geplanten positiven Wirkung Nebenwirkungen/Langzeitwirkungen (je mehr Zeit für die Zielentwicklung eingeräumt wird desto smarter die Zieldefinition)
6) Aktivierung eines lösungsförderlicheren kreativen Geisteszustandes	Intervention: Fragen nach Folgen einer Überdosierung Einsatz von Humor

Beitrag Klient:in	Erwartungsmanagement	Erwartungseffekt
eitschaft, die vorhandene positive Erwartungshalg zu steigern kt: Erwartungssteigerung	explizit	sehr hoch
nes Zuhören und Eingehen auf die therapeutische prächsführung; Fähigkeit zu glauben und zu veren kt: Erwartungssteigerung, ersichtssteigerung, Shift des Aufmerksamkeitsfo- auf Veränderungen/Besserungen	explizit	sehr hoch
Einnahmeritual bewusstes Anschauen der Dose, en der Wirkungen kt: Erwartungssteigerung, ersichtssteigerung, Shift des Aufmerksamkeitsfo- auf Veränderungen/Besserungen	explizit	sehr hoch
Symbolbildfrage eingehen, nachdenken/nachspü- kt: aktivierend, motivierende Kraft eines positiv etzten Zielbildes erfahren, das zahlreiche Facetten halten kann, die nur unzulänglich mit vielen Worten chrieben wären	implizit	hoch
aktive (selbstwirksame) Handlung zur Aktivierung Veränderungs-/ Selbstheilungsprozesses; Einme = körperliches/materielles Einverleiben/Intersieren des Positiven kt: Gefühl des Einswerdens mit dem Positiven/Ziel werden/ internalisieren/ Eigenschaften anneh-n) bist, was du isst.« ewusste Erinnerung an die Kraft von Symbolhandgen der christlichen Liturgie (Hostie)	implizit	hoch
ntworten der Ziel-/Wirkungsfragen kt: motivationale Klärung, Bewusstwerdung des zustands	implizit	hoch
eitschaft zur Beeinflussung/Inspiration kt: Lachen, Lächeln, Freude an der Überlegung, zu des Guten einzunehmen; teigertes Gefühl der Steuerbarkeit über die Dosieg; positive Irritation	implizit	mittel

Wirkprinzip	Beitrag Therapeut:in
7) Erinnerungsfunktion	Intervention: Bestellen des Changers und detailliertes Erfragen, wo die Dose stehen wird sowie wie und wan die Changers eingenommen werden
8) Priming/Programmierung des Unterbewussten	Intervention: Bestellen des Changers und Erfragen, wo die Dose stehen wird
9) Stärkung der Therapeut:in-Klient:in-Beziehung	Intervention: Therapeut:in erarbeitet mit und für Klien den individuellen Changer, führt die Bestellung durch und zeigt sich auch nach der Sitzung noch verbindlich und engagiert.
10) Unterbrechung von Problem-mustern	Intervention: Frage nach möglichen problematischen Bedarfssituationen für die Changers als »Bedarfsmedi kation«
11) Gewohnheitenbildung	Intervention: Empfehlung, die Changers wie besproch einzunehmen
12) Selbstwirksamkeitssteigerung	Intervention: Nichtwissende, die Ideen der Klient:inne aktivierende Kommunikation mit dem Ziel, dass die Klientin jegliche Inhalte der Dose selbst bestimmt

Tab. 2: Wirkprinzipien, wie sie von Therapeut:in bzw. Klient:in beeinflusst werden.

Beitrag Klient:in	Erwartungsmanagement	Erwartungseffekt
e wird platziert :t: Regelmäßige bewusste Erinnerung an den nderungsprozess, da Ziele, als Changers materiert, (im Bad, in der Handtasche) verfügbar sind; ingerung des Veränderungsprozesses vom Theraum in den Alltag	implizit	mittel
Klient stellt die Dose an eine gut sichtbare Stelle. :t: Sichtbarkeit/Präsenz der Dose bereitet Klient:in rbewusst auf die Zielerreichung vor	implizit	hoch
ag: Offene und neugierige Haltung :t: Gefühl der Verbundenheit mit der Therapeutin, eude, Neugier beim Auspacken des Päckchens	implizit	mittel
itschaft, Problemmuster zu unterbrechen/Bereitft zur Veränderung :t: Steigerung der Achtsamkeit für Problemsituaen, die das Potenzial zur Veränderung tragen, und erung von Zuversicht und Selbstwirksamkeitshl	implizit	mittel
ag: Einnahme wie besprochen	implizit	mittel
ag: Aktives Nachdenken über Antworten auf die usfordernden Fragen t: Realisierung, dass das Heilmittel in weiten n selbst erarbeitet wurde und ausschließlich die nen Ideen eingeflossen sind	implizit	mittel

12 Tipps und Tricks

In mehreren Jahren der Entwicklung und Anwendung der Changers habe ich mein Verständnis der Wirkmechanismen zunehmend vertieft. In diesem Kapitel möchte ich meine Erkenntnisse dazu teilen, wie man den Effekt der Changers steigern kann.

12.1 Die Medizinmetapher ausbauen

Wenn unsere Klientin sich einmal auf die Changers-Intervention eingelassen hat, lässt sich die Medizinmetapher noch ausbauen, indem wir weitere medizinische Vokabeln nutzen, die Humor und Leichtigkeit im Reflexionsprozess ermöglichen sowie Kreativität und Optimismus fördern:

Das Wundermittel/Präparat ...

- als Gegenmittel/Antidot zum aktuellen Infekt mit negativen Gedanken und Emotionen
- ähnlich einem Antibiotikum, das nur für einen gewissen Zeitraum eingenommen wird
- Vitamine/Spurenelemente für die Psyche
- Einstiegsdosis, Erhaltungsdosis, Überdosis
- ausschleichen
- außerhalb der Reichweite von Kindern aufbewahren
- etc.

12.2 Fokus auf den Zielzustand oder Fokus auf die Ressourcen?

Die in den Changers »materialisierten« Themen können grundsätzlich zwei Kategorien zugeordnet werden. Sie repräsentieren entweder den *Zielzustand* oder die *Ressource(n)*, die zum Erreichen des Zielzustands benötigt werden.

Zielzustände im engeren Sinn sind beispielsweise

- eine Beziehung/Partnerschaft finden,
- einen neuen Job finden,

- 15 Kilo abnehmen und sich drei Mal pro Woche aktiv bewegen,
- ruhig und gelassen einen Vortrag halten können,
- Neugier und Vorfreude auf die Aufgaben entwickeln,
- Pausen nehmen und genießen können.

Bei den benötigten Ressourcen stehen meist Eigenschaften bzw. Fähigkeiten im Fokus. Beispiele hierfür sind:

- Selbstsicherheit,
- Gelassenheit,
- Mut,
- Achtsamkeit,
- Selbstakzeptanz/Selbstliebe
- Disziplin,
- ein Glaubenssatz wie: »Ich darf einfach nur sein.«

Aber auch therapeutische Konzepte wie »ein sicherer Ort«, Heilung für »das innere Kind« oder »ein starkes Ich« sind Ressourcen für die Erreichung eines oder mehrerer Ziele.

Es lässt sich jedoch nicht immer eindeutig unterscheiden, ob es sich beim gewählten Thema bzw. Bild eher um den Zielzustand an sich oder um die Ressource handelt. Die Fähigkeit zur Selbstakzeptanz/Selbstliebe kann zwar ein zufriedeneres Leben ermöglichen und beispielsweise auch helfen, offener und fehlerfreundlicher mit anderen Menschen umzugehen. Selbstliebe kann aber durchaus auch das Ziel an sich sein, ohne allzu konkrete Ideen bezüglich des Nutzens dieser Fähigkeit.

Ob man sich im Prozess dafür entscheidet, das vom Klienten (erst) genannte Ziel Selbstliebe/Selbstakzeptanz zu nehmen und damit zu arbeiten, oder ob man weiterfragt, was das Ziel dahinter ist, also welche Erwartung der Klient damit verbindet, welchen Nutzen er sich davon verspricht, bleibt der Praktikerin überlassen.

Meine Erfahrung ist, dass es sowohl hilfreich ist, auf abstrakterer Ebene das Ziel Selbstliebe/Selbstakzeptanz wertzuschätzen und mit Bild und Präparatnamen auf die Changers-Dose zu bringen, als auch sie konkret zu explorieren und die Wirkungen, positiven Nebenwirkungen und Langzeiteffekte damit verbundener Veränderungen zu erarbeiten.

Eine gewisse Klarheit darüber, ob es sich eher um ein Ziel an sich oder eine dafür nötige Ressource handelt, kann hilfreich sein, da der selbstwirksame Eigenanteil am Zielerreichungsprozess in der Regel beim Entwickeln der Ressource größer bzw. leichter zu erarbeiten ist als beim Wunsch- oder Zielzustand.

Während es sich sehr gut anfühlen kann, dem ersehnten Zielzustand nachzuspüren, nicht mehr als Single, sondern mit Partner:in durchs Leben zu gehen und ein Bild dafür zu finden, ist nicht immer gleich klar, was genau die Klientin dazu beitragen kann, dies zu erreichen. Wenn aber nach den zur Zielerreichung nötigen inneren Ressourcen gefragt wird (z. B »Welche Eigenschaft(en) oder Fähigkeit(en) braucht es, um dieses Ziel zu erreichen?«) fallen die Antworten in der Regel hilfreicher aus, weil sie prozess- und handlungsorientiert formuliert werden können:

»Ich muss Mut entwickeln, mich einzulassen, und mich verletzlich machen. Ich muss offener werden, aus meiner Komfortzone rausgehen und neue Menschen kennenlernen. Ich muss wieder neugierig werden, wie sich eine neue Beziehung mit einer Partnerin *anders* entwickeln könnte ...«

Während das Bild vom Zielzustand ein romantisches Foto sein könnte, das ein von hinten fotografiertes Händchen haltendes Paar zeigt, wäre das Bild für die Ressourcen beispielsweise geprägt von Elementen wie Mut, Neugier und Offenheit – Eigenschaften, die vielleicht einem Kind zugeschrieben werden. Dafür könnte ein Foto der Klientin selbst im Kindergartenalter stehen.

Welches der beiden Bilder, Zielbild oder Ressourcenbild, ist hilfreicher, ist wirksamer?

Meines Erachtens sollte dies die Klientin entscheiden. Manchmal scheint die Ressource handlungskonkreter, aber weniger attraktiv als der Zielzustand, weshalb Klient:innen das Bild vom Zielzustand wählen. Wenn dies der Fall ist, empfehle ich, beim Besprechen der Wirkungen, Nebenwirkungen und Langzeiteffekte smarte Beschreibungen zu entwickeln (spezifisch, messbar, attraktiv, realistisch, terminiert).

Häufig entwickelt das Gespräch um das Zielbild – ähnlich wie nach einer Wunderfrage – ausreichend Sogwirkung und kreative Ideen zu nächsten Schritten, sodass diese angegangen werden können, ohne dass die benötigten Ressourcen detailliert besprochen wurden.

In anderen Fällen ist die Wahl des Zielbildes ein guter Einstieg in den Veränderungsprozess, reicht aber nicht aus, um in den Zielzustand zu führen. Dann kann es sein, dass Klient:innen in Folgesitzungen berichten, es habe sich gut angefühlt, die Changers mit dem (Fern-)Zielbild einzunehmen, die ersehnte Wunderwirkung sei jedoch ausgeblieben. Im Verlauf dieser oder späterer Sitzungen lassen sich meist die benötigten Ressourcen erarbeiten, für die dann neue Changers mit einem Bild für die Ressourcen und deren Wirkungen entwickelt werden können.

Und natürlich kann die Antwort auf die Frage »Zielbild oder Ressourcenbild?« auch »sowohl als auch« lauten, denn es lassen sich mehrere Bilder/Bildelemente auf einen Changer drucken. Im vorausgehenden Beispiel wären dies das Zielbild »glückliches Paar« wie auch die Ressource »neugieriges, mutiges Kind«.

Wichtig ist meines Erachtens, dass ich mir als Praktiker:in dessen bewusst bin, ob wir gerade ein Zielbild oder ein Ressourcenbild oder beides entwickeln – und dass sowohl motivierende Bilder entstehen als auch konkrete Schritte sichtbar werden.

12.3 Eigenanteil an der Lösung oder Magie des Präparats?

Mit der Unterscheidung von Ziel und Ressource geht die Frage des Eigenanteils zur Lösungsentwicklung vs. der Magie des Präparats und des Wünschens einher. Sollten wir lieber mittels smarter Zielentwicklungsarbeit unseren Klient:innen helfen, sich darüber klar zu werden, was genau sie selbstwirksam tun können, damit sie ihrem Ziel näherkommen? Oder sollten wir ihnen eher helfen, den Glauben in ihr individuelles Präparat zu stärken und damit ihre psychischen Selbstheilungskräfte/Selbstentwicklungskräfte aktivieren?

Anders gefragt: Wirken Changers auch, wenn unklar bleibt, was genau zu tun ist, was der selbstwirksame Eigenanteil an der Lösung ist? Vielleicht reicht ja die Magie des Wünschens aus, um die Veränderung, die Entwicklung zu befördern!

Solange es noch keine Studien zu dieser Fragestellung gibt, sind wir auf die Erfahrung und unsere professionelle Einschätzung zurückgeworfen. Beide weisen eindeutig auf ein Sowohl-als-auch und ein »das hängt von Einzelfall ab« hin.

Wenn meine Klient:innen dazu tendieren, ausschließlich bei der verheißungsvollen Wunschbeschreibung zu verweilen, sich im positiven Wunschbild aalen und bei der Vorstellung, im Zielzustand angekommen zu sein, eine fast euphorische Vorfreude entwickeln, tendiere ich dazu, Fragen nach konkreten Verhaltensweisen zu stellen (»Und was können Sie dann anders machen?«).

Wenn aber umgekehrt Klient:innen sehr gut und relativ rational ihre selbstwirksamen Handlungen beschreiben, die auf der Packung stehen sollen, neige ich dazu, zu fragen, wie der Idealzustand aussähe. Dabei möchte ich mein Gegenüber emotional aktivieren und Vorfreude auf die Zielerreichung erlebbar machen.

Ich versuche also, *beide* Wirkprinzipien zu aktivieren. Selbst wenn eines davon schwerpunktmäßig auf dem Etikett abgedruckt werden soll, fokussiere ich auch den noch unterbelichteten Teil. So stelle ich sicher, dass in einem Fall die vorhandenen handlungskonkreten Ideen mit dem Idealbild assoziiert werden und im anderen das bereits vorhandene, emotional aktivierende Idealbild mit den handlungskonkreten Beschreibungen verbunden wird.

Fragen zur Aktivierung des verhaltenskonkreten Eigenanteils könnten folgendermaßen lauten:

- »Wow, ja, das klingt großartig! Und was würde Ihre Familie, Ihre Partnerin, Ihre Kollegin an Ihnen beobachten, was Sie dann tun können? Was noch? Und weiter? Was noch?«
- »Wenn das so ist, was wird Ihnen dann möglich sein?«
- »Was werden Sie als Erstes tun, wenn Sie dann in diesem Zustand sind?«

Fragen zur emotionalen Aktivierung des Idealbildes/Wunschzustandes wären etwa:

- »Ah, okay, und wenn Sie das machen können ...,
- wie fühlt sich das dann an?
- wer sind Sie dann?
- was ermöglicht das Ihnen in ... sagen wir ... zwei oder drei Jahren?«

Es gibt auch Ausnahmen, die ich von dieser Regel mache.

Nicht selten habe ich im Wirkspektrum oder im Zielbild des Changers auch Themen zugelassen, die gänzlich im Bereich der Wünsche verortet sind und durch proaktives Zutun nicht direkt beeinflusst werden können, z. B.: »Ich habe einen Partner gefunden«; »ich habe einen neuen Job bekommen«; »ich habe unerwartet deutlich mehr Geld verdient«.

Ähnlich wie bei der Wunderfrage, die explizit nach einer Utopie fragt, kann auch die Wundermittelfrage Antworten zutage fördern, die im nicht direkt beeinflussbaren Bereich liegen.

Dieses Vorgehen ist dann sinnvoll, wenn ein starkes motivierendes Bild benötigt wird, um eine aktuelle Durststrecke zu überwinden. Ein Beispiel aus meiner Praxis hierfür ist der Wunsch, einen akademischen Abschluss zu erreichen und die damit verbundenen Karrierechancen. Der Weg dahin geht über ein mehrjähriges Studium, das gerade begonnen wurde, von dem voraussichtlich nur ein kleiner Teil an sich motivierend sein und Freude bereiten wird. Die Überwindung der berichteten Prokrastination konnte über einen Changer funktionieren, der die Fernziele in den Blick nahm (»Ich bin Anwältin und Partnerin in einer Sozietät, habe Frau und Kind und wir wohnen in einem ausgebauten Bauernhof im Grünen«). Auch wenn diese Ziele in weiter Ferne lagen – zur Überwindung der Prokrastination und für den täglichen Motivationskick, sich durch das trockene Studium zu beißen, war das Einverleiben des großen, fernen Zielbildes, die Verbindung damit, hilfreich.

12.4 Die subjektive Änderungstheorie der Klientin berücksichtigen

Eine Teilnehmerin eines Seminars zur Changers-Intervention berichtete bei der Reflexion zum Selbsterfahrungsteil des Kurses:

> »Um ehrlich zu sein, … ich habe nicht wirklich geglaubt, dass die Changers bei mir wirken könnten. Dennoch habe ich mich eingelassen, sie auszuprobieren, da dies Teil der Zertifizierung war. Ich habe mir gesagt: ›Ich habe keine Lust, mich anzustrengen. Entweder funktionieren sie einfach so oder nicht. Aber ich werde mich nicht anstrengen!‹ Und ich habe mich auch nicht angestrengt. Ich habe meine Changers einfach nur eingenommen. Und was soll ich sagen, … die gewünschten Wirkungen haben angefangen in mein Leben zu treten, irgendwie ganz sanft, ohne Anstrengung, ohne, dass ich proaktiv etwas getan oder mich bemüht habe.«

Warum wirken Changers in manchen Fällen nur mit proaktiv und bewusst praktizierten Handlungen, während es in anderen Fällen ausreicht, dass die Klientin darauf vertraut, dass das Präparat seine Wirkung entfalten wird?

Duncan und Miller thematisieren in ihrem Artikel »The Client's Theory of Change« die Bedeutung dessen, die *subjektive Änderungstheorie* der Klient:innen in den therapeutischen Prozess einzubeziehen (Duncan a. Miller 2000). Bezogen auf die Changers muss die Schlussfolgerung lauten:

Die Klientin hat in jedem Fall recht, wenn sie vermutet und äußert, dass die Veränderung

- durch die Einnahme und die eigene Anstrengung (proaktives Handeln) möglich wird;
- nur durch die Einnahme und Wirkmacht des Placebos ermöglicht wird;
- nur durch die Einnahme und Wirkmacht des Placebos plus einem achtsamen Einnahmeritual ermöglicht wird.

Gleiches gilt auch für die Überzeugungen zum Einnahmezeitraum:

Wenn Klientin glaubt, dass zwei Wochen Einnahme von täglich einem Changer reichen, so ist das ernst zu nehmen und zu bestärken. Genauso gültig ist die Annahme, dass es mindestens ein halbes Jahr brauchen wird, bis die gewünschten Veränderungen eingetreten sind und sich stabilisiert haben. In beiden Fällen gilt es die subjektive Veränderungstheorie zu nutzen.

Eine Ausnahme möchte ich anführen. Selten mal wage ich eine vermutete sehr lange benötigte Einnahmedauer von zum Beispiel mehr als einem halben Jahr zu hinterfragen – und zwar aus drei Gründen:

1) Ich möchte erreichen, dass die Aufmerksamkeit für erste kleine Veränderungen bereits in den nächsten Tagen und Wochen erhöht ist und nicht erst nach einem halben Jahr eine Bewertung der Zielerreichung gewagt wird.
2) Ich möchte prüfen, ob vielleicht eine kleinere Bestellmenge ausreicht, da die Ziele sich über den Verlauf der nächsten Wochen und Monate gegebenenfalls verschieben oder verändern. So kann vermieden werden, dass zu viele Changers bestellt werden, zumal eine Nachbestellung immer möglich ist.
3) Ich möchte die Idee säen, dass Veränderungen auch schon früher eintreten können und die Klientin vielleicht in zwei Monaten ihren Zustand in einem halben Jahr optimistischer

einschätzt als heute. Das heißt, von heute aus betrachtet braucht es vielleicht mindestens ein halbes Jahr der Einnahme. In vier bis acht Wochen gefragt, könnte die Einschätzung sein, dass nur 3 bis 4 Monate nötig sind.

Selbst wenn eine Klientin meint, die Präsenz der Dose ohne eine Einnahme plus der Erinnerung an unser Treffen, in dem wir das Präparat erarbeitet haben, die Bewusstmachung der Ziele und Ressourcen, der Worte und des Bildes würden ausreichen, die gewünschte Veränderung zu erreichen, – so ist es ratsam, dazu auch Ja zu sagen und diese mündige Entscheidung über den Prozess, über das Wie der Veränderung wertzuschätzen.

Steve de Shazer hat ja gezeigt, dass Veränderung auch mit einer imaginär eingenommenen Pille erreicht werden kann (de Shazer 1984). Die Maxime lautet also grundsätzlich, mit den Ideen des Klienten mitzugehen, so wie in dem folgenden Fall:

> Ein Changers-Klient bat seine Therapeutin, die Worte auf dem Etikett (Präparatname, Wirkungen, Nebenwirkungen und Langzeiteffekte) vorzulesen und ihm per Sprachnachricht zuzusenden. Er freute sich zwar über die Dose, aber sein präferierter Kanal war der auditive. Er hörte sich die Worte immer wieder an und konnte über diesen Weg seine Veränderung befördern.

Weitere Empfehlungen zu einem angepassten Vorgehen in bestimmten wiederkehrenden Situationen finden sich im Kapitel 13.

12.5 »Mischen possible«: Die Changers-Intervention integrieren

Die Changers-Intervention lässt sich sowohl als eigenständige Kurzzeitintervention plus ggf. weniger Follow-up-Sitzungen umsetzen als auch flankierend in den praktizierten präferierten Ansatz integrieren.

Unabhängig davon, mit welchem Ansatz (kognitiv-verhaltenstherapeutisch, tiefenpsychologisch, analytisch, systemisch …) relevante Entwicklungsthemen erarbeitet wurden, – genau diese Themen können zum Inhalt der Changers werden, um den Entwicklungsprozess zu fördern, zu intensivieren und nachhaltiger zu gestalten:

- ein funktionaler Glaubenssatz
- ein Bild des sicheren Ortes
- ein Bild vom genährten inneren Kind
- ein Bild für ein starkes, erwachsenes Ich
- ein Bild für die oft verdrängte Emotion, zu der es einen Zugang braucht ...

Die Liste der (therapeutischen) Themen/Ziele lässt sich beliebig weiterführen.

Da die Changers-Intervention selbst keinen Inhalt vorgibt, sondern nur eine Struktur für die Entwicklung einer essbaren, zu verinnerlichenden psychologischen Ressource darstellt, lässt sie sich leichterdings mit anderen Verfahren kombinieren. Sie ermöglicht, ein Hilfsmittel für die im Prozess entwickelten Bedeutungsgebungen und Ziele herzustellen, und befördert so den Zielerreichungsprozess zwischen den Sitzungen unabhängig vom präferierten Ansatz.

13 »Und was macht man bei ...?«

Bevor ich auf mögliche Risiken und Nebenwirkungen sowie Kontraindikationen und Grenzen eingehe, möchte ich zunächst einige häufig gestellte Fragen zur Anwendung beantworten.

13.1 Und wie geht's weiter? (Folgesitzungen)

Wenn wir die Changers nicht als Single-Session-Intervention entwickelt, sondern sie in einen Prozess von mehreren Sitzungen eingebettet haben, stellt sich die Frage, wie wir in den Folgesitzungen an unsere Changers-Sitzung anknüpfen wollen. Wollen wir den Klienten »kommen lassen« oder wollen wir neugierig nachfragen?

Die unterschiedlichen Eröffnungen haben jeweils ihre Vor- und Nachteile.

Offen nachfragen

»Was hat sich verändert/verbessert?«

»Wo stehen Sie inzwischen?«

»Wie hat unser letztes Gespräch nachgewirkt?«

Die Vorteile des offenen Nachfragens liegen auf der Hand:

- Die Klientin kann selbst wählen, was ihr zum Start der Sitzung relevant erscheint.
- Offen nachzufragen, setzt weniger unter Druck, der entstehen könnte, wenn sich (noch) nicht so viel geändert hat/verändert wurde.

Die Nachteile des offenen Nachfragens:

- Der Coach/Therapeut könnte schlecht vorbereitet erscheinen, wenn er nach einer so ungewöhnlichen Sitzung, bei der das Wundermittel entwickelt wurde, nicht nachfragt.[26]

---

26 Übrigens wird mit dem Versand der Changers der Therapeutin/dem Coach ein PDF mit dem Dosenetikett gemailt, das für die Akte bzw. zur Vorbereitung der Folgesitzungen genutzt werden kann.

- Die Folgesitzung ist unter Umständen thematisch wenig mit der vorangehenden verknüpft, sodass ggf. das Empfinden eines zusammenhängenden Prozesses sich entwickeln könnte.
- Die Bedeutung/der Stellenwert der Changers schrumpft.

Konkret nachfragen

»Ich bin gespannt ..., wie hat Sonnenschein akut 60/40 gewirkt?«

»Was hat sich seit der Einnahme von Sonnenschein akut 60/40 verändert?«

»Was war Ihnen mit Sonnenschein akut 60/40 in den letzten Tagen möglich?«

Die Vorteile des konkreten Nachfragens:

- Es verdeutlicht, dass der Coach/Therapeut noch genau weiß, was wir entwickelt haben *(Sonnenschein akut 60/40);* dies verdeutlicht, dass er interessiert und engagiert ist, und wirkt damit beziehungsfördernd.
- Es verstärkt die Bedeutsamkeit, die der Coach/Therapeut der Changers-Intervention grundsätzlich und diesem Präparat im Besonderen gibt und wertschätzt die gemeinsame Arbeit der letzten Sitzung.

Die Nachteile sdes konkreten Nachfragens:

- Es setzt ggf. unter Druck, wenn das Präparat wenig oder (noch) nicht gewirkt hat bzw. der Klient noch wenig verändert hat.
- Es blendet mögliche andere Entwicklungen oder Bemühungen jenseits des Changers zu Beginn erst mal aus, weshalb es empfehlenswert ist, im Anschluss auch offene Veränderungen zu explorieren.

Bedeutungsgebung

Wie du in die Folgesitzung startest, hängt also auch damit zusammen, welche Bedeutung du den Changers bzw. der Changers-Intervention geben bzw. welchen Stellenwert du ihnen beimessen möchtest.

Gehst du so wie ein Arzt, der von der Wirksamkeit des verschriebenen Medikaments überzeugt ist, in den Prozess und nimmst du an, dass dein Klient seine Changers für einen wunderbaren Veränderungsprozess genutzt und seine Ziele erreicht hat bzw. ihnen nähergekommen ist? Wärest du wahrhaftig verwundert, wenn er berichten würde, dass sich wenig oder gar nichts verändert hat?

Oder siehst du die Changers vielleicht eher als ein nettes kleines Gimmick, als therapeutische Spielerei an? Dass sie alles andere als eine Spielerei sind, zeigen die Ergebnisse der Changers-Evaluationsstudie in Kapitel 17.

Welchen Sinn möchtest du kreieren, welche Bedeutung schaffen?

Wie möchtest du, dass die Changers helfen?

Ist es für dich okay, wenn deine Changers-Sitzung und die Changers-Einnahme für die Klientin *die* Lösung gebracht haben, sie glücklich und zufrieden ist, du in diesem Fall schnell erfolgreich und arbeitslos geworden bist?

Ist ein Veränderungsprozess mit nur zwei Sitzungen inklusive der Changers-Intervention in deinen Augen ebenso wertvoll wie zehn klassische Sitzungen, wie du sie bisher kennst?

Mit der letzten Frage möchte ich keineswegs suggerieren, dass diese zwei Sitzungen inklusive der Changers-Entwicklung das Gleiche sind wie zehn herkömmliche Sitzungen. Beide Varianten können sehr verschieden ablaufen, eine Vielzahl von Themen fokussieren und unterschiedliche Prozesse in Bewegung bringen. Beide Szenarien könnten dazu führen, dass deine Klientin sagt: »Das war wirklich ganz besonders toll und hilfreich. Ich glaube das war's, danke!«

Wäre es okay, wenn sie dies zum Ende der zweiten Changers-Sitzung sagen würde?

Von dieser Frage hängt ab, mit welcher Überzeugung, mit welcher Verve du in den Changers-Prozess einsteigst, und auch, wie du ihn weiterführst. Deine Überzeugung wird mitbedingen, was passiert und wie lange es dauern wird.

Wenn es für dich okay ist, dass der Prozess nur zwei Sitzungen braucht, und du vom Nutzen überzeugt bist, wird die Wirkung stärker sein (vergleiche den Curabo-Effekt in Abschnitt 5).

13.2 »Sakrileg!«

Für manche Menschen kann die Assoziation der Changers mit einer Hostie im christlichen Sakrament des Abendmahls zu stark sein. Schlimmstenfalls kann die Nutzung eines runden Stücks bedruckten

Esspapiers als Sakrileg gewertet werden. Dabei liegt es uns fern, religiöse Gefühle verletzen zu wollen. Das Esspapier als Trägersubstanz ist lediglich am besten geeignet, um essbare Bilder und Worte herzustellen, genauso wie Bäckereien und Konditoreien sie nutzen, um manche Backwaren zu verzieren.

Im besten Fall kann die Form des Esspapiers Abhilfe schaffen: Rechteckiges bedrucktes Esspapier ist eine mögliche Lösung. Weitere Alternativen zur runden bedruckten Oblate finden sich am Ende von Abschnitt 13.5.

13.3 »Der Tumor wäre einfach weg«

Bei der Entwicklung eines Changers wünschen hin und wieder Klient:innen, dass die Reduktion oder Heilung ihrer körperlichen Leiden als Wirkung, Nebenwirkung oder Langzeiteffekt aufgenommen wird. Der Wunsch nach einer körperlichen Besserung oder Genesung ist eine absolut nachvollziehbare und auch logische Antwort auf die Wundermittelfrage. Warum sollte man sich nicht genau dies wünschen, wenn man von einer chronischen oder gar terminalen Krankheit betroffen ist? Man hört ja immer wieder Geschichten von Spontanheilungen oder von neuartigen Behandlungen mit durchschlagendem Erfolg. Warum also nicht in dieses Mittel vertrauen? Die Hoffnung stirbt zuletzt und jeder Strohhalm in greifbarer Nähe wird gegriffen. Es ist also erst einmal ganz natürlich, wenn Klient:innen auch körperliche Heilungseffekte als Wirkung in den Changer einbauen wollen.

Genauso natürlich wird voraussichtlich das Unbehagen auf der Seite des Helfenden sein, diese Wirkung mit aufzunehmen, zumal wir einerseits in aller Regel keine Heilerlaubnis für den somatischen Bereich haben und andrerseits auch nicht unrealistische Hoffnungen wecken wollen, die, wenn sie nicht eintreten, zu noch größeren Problemen und Frustrationen führen könnten.

Weitaus gravierender wäre ein Fall, in dem ein Hilfesuchender eine medizinisch indizierte Heilbehandlung bei einer terminalen Erkrankung nicht annähme, weil er allein auf die Wirkung des Changers baut und anschließend aufgrund ausbleibender medizinischer Therapie verstirbt.

Diese Frage ist daher alles andere als trivial, und wir müssen darauf gut vorbereitet sein. Was also können wir als Coachs, Therapeut:innen und Berater:innen tun, wenn ein solcher Fall vorliegt?

Die Changers-Intervention, wie sie in diesem Buch beschrieben wird, wurde in erster Linie zur Unterstützung von Veränderungsprozessen im Erleben und Verhalten entwickelt. Es ist durchaus zu erwarten, dass z. B. reduziertes Stresserleben, verbessertes Gesundheitsverhalten und ein veränderter Aufmerksamkeitsfokus sich auch positiv auf somatische oder psychosomatische Leiden auswirken. Ein ganzes Fachgebiet – die Psychosomatik – beschäftigt sich genau mit diesen Wechselwirkungen.

Zudem hat die Forschung zur Wirksamkeit offener Placebos gezeigt, dass diese u. a. bei Depression, Migräne, chronischen Rückenschmerzen, Reizdarm-Syndrom und Fatigue nach Krebstherapie wirksam sind. Bei der Aufzählung der ersten vier Krankheiten wird offensichtlich, dass es sich um Leiden mit einer erwartbar hohen psychischen Komponente handelt. Insofern ist es wahrscheinlich, dass gerade bei psychosomatischen Leiden auch Placebos, offene Placebos und somit die Changers als individualisiertes offenes Placebo wirken können.

Aber was ist mit körperlichen Krankheiten, bei denen eine psychische Komponente mutmaßlich eine untergeordnete oder keine Rolle spielt? Zwar wissen wir, dass die Wirkung von Placebos nicht (nur) eingebildet ist, sondern auf körperlicher Ebene nachgewiesen werden kann. Doch zeigt die Placeboforschung für körperliche Leiden eindeutig Grenzen des Placeboeffekts auf:

Placebos zeigen laut aktuellem Forschungsstand offenbar kaum Wirkung bei chronisch degenerativen Erkrankungen wie fortgeschrittener Arthritis oder neurodegenerativen Erkrankungen sowie bei akuten und lebensbedrohlichen Ereignissen wie Herzinfarkten oder schweren Infektionen. Diese Krankheiten scheinen resistent gegen die psychosozialen und Erwartungsmechanismen, die Placeboeffekte auslösen (Pleiner-Duxneuner 2016). Auch bei Krankheiten, die tiefere physische Eingriffe erfordern, bleibt der Placeboeffekt weitgehend ineffektiv (Cai a. He 2019). Placebos können zwar eine signifikante Wirkung auf die sportliche Leistungsfähigkeit haben, auf degenerative Erkrankungen oder strukturelle Schäden im Körper scheinen sie keinen Einfluss zu haben (Raglin et al. 2020).

Ob dies bei der Changers-Intervention als individualisiertes, bildunterstütztes, offenes Placebo genauso ist, welches mehr als nur Placeboeffekte nutzt, wäre durch entsprechende Forschung zu untersuchen.

Zurück zur Frage: Wie können wir also reagieren? Wie können wir die vermutlich heilsame Hoffnung nicht gänzlich zerstören und dennoch unserer Pflicht, ausschließlich realistische Erwartungen zu schüren, nachkommen?

Die rechtliche Situation

Wenn Sie keine Heilerlaubnis für den somatischen Bereich besitzen – in Deutschland haben diese Erlaubnis ausschließlich approbierte Ärzt:innen und nach dem Heilpraktikergesetz zugelassene Heilpraktiker:innen –, so ist eine Behandlung in somatischen Bereichen untersagt. Konkret bedeutet dies, dass die Changers im Rahmen von Psychotherapie, Beratung und Coaching nicht suggerieren dürfen, dass mit ihnen körperliche Leiden behandelt würden.

Was rechtlich gesehen unbedenklich und durchaus sinnvoll ist, ist die Fokussierung auf Krankheitsbewältigung, z. B. die Akzeptanz des aktuellen gesundheitlichen Status quo, eine achtsame Wahrnehmung und Nutzung von schmerzfreien Phasen, eine aktive Lebensgestaltung trotz körperlicher Einschränkungen etc.

Rechtlich gesehen noch unproblematischer erscheint die Auflistung beispielsweise von reduzierten Symptomen wie selteneren Migräneattacken – in positiven Worten ausgedrückt: »ein freierer und leichter Kopf«.

Empfehlungen für Therapeut:innen, Coachs, Berater:innen

1) Die medizinische Abklärung und Behandlung entsprechend den Behandlungsleitlinien steht an erster Stelle.
2) Eine körperliche Erkrankung und die Linderung ihrer Symptome dürfen nicht Teil der Wirkungssuggestion sein, da sie nicht realisierbare Wirkversprechen darstellen könnten.
3) Wenn körperliche Verbesserungen beschrieben werden, so ist ausschließlich die Positivbeschreibung als Suggestion sinnvoll, womit die Bearbeitung und Benennung von Krankheit und Symptomen vermieden wird.
4) Wenn eine Klientin eine mögliche körperliche Verbesserung als Wirkung benennt, ist nach der subjektiven Änderungstheorie der Klientin zu fragen: »Wie kommt es zustande, dass Ihr Kopf sich dann freier und leichter anfühlt? Was machen Sie konkret dafür?«
5) Wenn *keine* gedanklich oder verhaltensmäßig selbstwirksamen Handlungen beschrieben werden können, sollten diese Punkte zwingend ausgeklammert und eine ärztliche Behandlung empfohlen werden.

Gedankliche oder verhaltensmäßige selbstwirksame Handlungen, die zur Linderung führen, wie zum Beispiel »Ich mache mir bei der Einnahme meines Changers bewusst: ›Morgen ist auch noch ein Tag‹« oder »Nach der Einnahme gehe ich ruhig und achtsam für 15 Minuten spazieren« oder »Nach der Einnahme am Abend mache ich noch 15 Minuten Yoga«, sind jene gesundheitsförderlichen Handlungen, die auf die Dose als Handlungsanweisung/Suggestion/Aufforderung gedruckt werden können.

Wichtig ist es, wachsam zu bleiben und den Klienten sehr deutlich darauf hinzuweisen, dass körperliche Beschwerden zuallererst mit der Ärztin besprochen werden müssen, während die Arbeit mit den Changers flankierend das Gesundheitsverhalten verbessern kann.

Empfehlungen für Ärzt:innen oder Heilpraktiker:innen

Wenn Sie als Ärztin oder Heilpraktiker:in eine Befugnis zur Ausübung der Heilkunde besitzen und die Changers-Intervention als flankierende Behandlung einsetzen möchten, muss an dieser Stelle eindeutig gesagt werden, dass – anders als bei sonstigen Open-Label-Placebos zum aktuellen Zeitpunkt keine Studien vorliegen, die die Wirksamkeit der Changers im somatischen Bereich untersucht haben. Grundsätzlich gilt es insofern, die Behandlungsleitlinien zu den jeweiligen Diagnosen zu beachten. Im Einzelfall kann es sinnvoll sein, in Absprache mit der Patientin die Changers als *Behandlungsversuch*, d. h. als zeitlich begrenzte experimentelle Anwendung einer Therapie/Intervention einzusetzen, um die generellen Auswirkungen auf den Gesundheitszustand der Patientin zu überprüfen. Wie bei allen Behandlungsversuchen sind diese von qualifizierten medizinischen Fachleuten durchzuführen, basierend auf einer sorgfältigen Abwägung von Nutzen und Risiken sowie der individuellen Bedürfnisse und Umstände der Patientin – wobei das Risiko einer Behandlung mit Changers aufgrund von physiologischer Wirkstofffreiheit als gering einzuschätzen ist. Das Risiko einer medizinisch indizierten, aber nicht durchgeführten Behandlung ist in jedem Fall zu vermeiden.

13.4 »Mein Chef tickt nicht ganz sauber!«

Unrealistische Erwartungen können entstehen, wenn der Hilfesuchende die Veränderungen nicht in sich, sondern in den Bedingungen erhofft: Die Chefin, der Schwiegervater, die Lehrerin, die Umwelt möge sich ändern. Hier empfiehlt es sich, klar zwischen Wunsch und Ziel zu unterscheiden und dies so zu kommunizieren, dass es der Klientin gelingt, ein realisierbares Ziel zu entwickeln, was per definitionem durch eigenes Zutun erreichbar ist. Sind genannte »Ziele« nicht durch eigenes Zutun, durch gedankliches oder verhaltensmäßiges Handeln erreichbar, haben wir es mit Hoffnungen und Wünschen zu tun.

Das Ziel der Changers-Intervention kann nicht sein, als Hauptwirkung einen Wunsch zu formulieren, was andere tun oder lassen sollen. »Mein Chef kommuniziert wie ein normaler Mensch und wertschätzt regelmäßig mein Engagement« ist die Formulierung eines Wunsches. Es stellt aber (noch) keine Zielformulierung dar, die auf den Coachee ausgerichtet ist. Es konkretisiert nicht, was er tun, denken oder fühlen kann. Unser Ziel sollte es stattdessen sein, den Eigenanteil am Lösungsweg zu erarbeiten. Um dies zu erreichen, sind unterschiedliche Formulierungen hilfreich:

- »Wie werden Sie Ihrem Chef helfen, das zu tun? Was glauben Sie, braucht er, um das zu tun?«
- »Hm, was meinen Sie, auf einer Skala von 0 bis 10 …, wie wahrscheinlich ist es, dass das passiert?»
- »Was sagt Ihnen, dass das möglich ist/dass das ein lösbares Problem ist?«
- »Wann hat Ihr Chef das letztmalig getan?
  Wie ist das gekommen/was hat dazu beigetragen, dass das möglich war?«
- »Angenommen, nur mal angenommen, Ihr Chef macht das wirklich … Wie würden Sie reagieren (können)? Was würde das verändern? Was würde das ermöglichen? Was könnten Sie dann tun? Wie würden Sie Ihrem Chef zeigen, dass das für Sie gut/hilfreich war?«
- »Welche Fähigkeit/Eigenschaft bräuchten Sie, um das häufiger zu tun?«

Mithilfe von Formulierungen dieser Art lässt sich sukzessive die Idee des eigenen Beitrags zur Veränderung erarbeiten. Und sobald wir bei selbstwirksameren Aussagen angekommen sind, können wir die Changers-Intervention einführen:

»Angenommen, nur mal angenommen, es gäbe eine Art Wundermittel, ein Präparat, das Sie dabei unterstützen würde, es zu schaffen, häufiger mal ›Fünfe gerade sein zu lassen‹, ... würden Sie es einnehmen?«

13.5 »Ich nehme keine Medikamente«

Auf die Frage »Angenommen, es gäbe ein Wundermittel ..., würden Sie es nehmen?« wurde mir nur in einigen wenigen Fällen mit Nein geantwortet. Hatte ich nicht gerade das Angebot gemacht, dass die gewünschte Veränderung mithilfe eines Wundermittels leicht und rasch zu haben sei? Auf die ungläubige Gegenfrage »Warum nicht?« erhielt ich die nachvollziehbare Antwort: »Ich nehme so gut wie nie Medikamente.« Ein anderes Mal wurde im Rahmen der Entwicklung des Changers klar, dass ein medizinisch anmutender Präparatname keine passende Assoziation wäre, da er der Klientin vermitteln würde, sie sei krank, – und das war keine passende Zuschreibung, ging es in ihrem Fall ja nur um Ideen zum veränderten Umgang mit einem speziellen Kollegen!

Sind wir hier an einer Grenze (siehe Kapitel 14) angekommen – oder können wir das offene Placebo dennoch einsetzen?

In Abschnitt 15.2 wird näher ausgeführt, dass die Medizinmetapher eine unerwünschte Nebenwirkung hat: die Zuschreibung von Kranksein. Für eine stärkenorientierte und ressourcenaktivierende Praktikerin ist das eine potenziell negative Nebenwirkung. Wir wollen ja Klient:innen von Anfang an zu fähigen, ressourcenvollen, »kundigen Menschen« machen, wie Jürgen Hargens das nennt.

Dem stehen zwei wichtige Argumente gegenüber, die Changers dennoch einzusetzen:

Die Erfahrung zeigt, dass Klient:innen meist in einem Zustand in Therapie oder Coaching kommen, der in ihrer Selbstwahrnehmung von Defizit und Unterstützungs-/Behandlungsbedürftigkeit geprägt ist. Somit dockt die Changers-Intervention an die klienteneigene Perspektive, eine Unterstützung zu benötigen, an.

Zum anderen – und dieser Aspekt erscheint mir noch wichtiger – zeigt die Forschung rund um Placebos und Suggestionen, dass große Veränderungen mit überschaubaren Mitteln in kurzer Zeit ermöglicht werden können. Wir sollten also das Potenzial einer Placebointervention nicht ungenutzt liegen lassen. Doch bevor ich einige Ideen zur weiteren Anwendung gebe, möchte ich auf die Vor- und Nachteile von flexiblem bzw. adhärenten Vorgehen eingehen.

Wenn Klient:innen nicht gleich auf die Placeboidee und die Changers anspringen, kann dies durchaus verunsichern: »Vielleicht passt die Intervention nicht für meine Klientin?« Der Impuls, in einem solchen Fall die angebotene Methode gänzlich zu verwerfen und auf andere schöne, nützliche und respektvolle Methoden (Ludewig 1988) zurückzugreifen, ist nachvollziehbar.

Die Forschung zeigt, dass das starre Festhalten an der Methode die therapeutische Beziehung gefährden und damit zu schlechteren oder sogar negativen Ergebnissen führen kann (Castonguay et al. 2010; Owen a. Hilsenroth 2014; Weck et al. 2015; Weiden 2016). Ein flexibles, an die vorliegende Situation angepasstes Vorgehen erscheint ratsam.

Andererseits zeigt die Forschung auch, dass die Adhärenz einer Therapeutin in Bezug auf ihre präferierte Methode mit dem Therapieergebnis korreliert – es ist also hilfreich, davon auszugehen, dass man mit der gewählten Methode wirkungsvoll sein wird.

Hohe Adhärenz und sowie Kompetenz sind wichtige Faktoren dafür, wie integer der Therapeut und seine Behandlung erlebt werden, und haben einen nachweisbaren Einfluss auf die Ergebnisse (Barber, Crits-Christoph a. Luborsky 1996; D. Shapiro a. Startup 1992).

Untersuchungen zeigen aber auch, dass die Flexibilität von Therapeut:innen in der Anwendung von Techniken *innerhalb* eines Behandlungsmodells mit besseren Therapieergebnissen verbunden ist. Therapeut:innen, die ihre Techniken flexibel an den individuellen Bedarf der Patient:innen anpassen können, erzielen insofern tendenziell bessere Ergebnisse (Owen a. Hilsenroth 2014).

Meine Beobachtung ist, dass Praktiker:innen, die noch wenig Berufserfahrung haben, oder jene, die in der Anwendung einer (neuen) Methode erst wenig geübt sind, sich oft zu schnell von einer durchaus geeigneten Methode abbringen lassen. Wenn wir aber zu früh eine eingeführte Methode fallen lassen, laufen wir nicht nur Gefahr, dass das Potenzial dieser Methode verpufft, sondern verlieren unter Umständen an Kompetenz und Glaubwürdigkeit in der Wahrnehmung der Klient:innen.

Natürlich greift nicht jede Methode in jeder Situation und führt mit einhundertprozentiger Wahrscheinlichkeit zum garantierten Erfolg. Ein guter Ausgleich von Flexibilität und Adhärenz scheint wichtig für eine erfolgreiche Anwendung zu sein.

Wovon ich abrate:

Ich rate davon ab, eine Methode wie die Changers nur zaghaft auszuprobieren, unsicher, ob dies eine gute Idee ist oder nicht. So verliert man tendenziell therapeutische Glaubwürdigkeit und damit den hilfreichen Curabo-Effekt. Es braucht eine gewisse Überzeugtheit, insbesondere, wenn man diese eher ungewöhnliche Intervention einsetzen möchte.

Wozu ich rate:

Für die Umsetzung braucht es Sicherheit und Struktur. Ich rate dazu,

1) den Leitfaden zur Changers-Entwicklung zu nutzen.
2) Changers-Schulungen zu besuchen, in denen in Livedemos beobachtet werden kann, wie Changers entwickelt werden.

Dies kann die anfangs benötigte Sicherheit bieten. Nach einigen Malen wird die praktische Erfahrung hinzukommen, die zeigt, dass der Prozess kreativ, konstruktiv und spielerisch gestaltet werden kann und meist gute Ergebnisse hervorbringt. Die zunehmende praktische Erfahrung liefert dann weitere Sicherheit in der Umsetzung. Im spezifischen Fall, wenn die Medikamentenmetapher nicht schmeckt bzw. nicht anschlussfähig ist, wir aber dennoch überzeugt sind, dass unsere OLP-Intervention einen guten, einen starken Beitrag leisten kann, der einen Unterschied macht – was können wir dann tun?

Oft sind es kleine Veränderungen, die ausreichen, damit diese wunderbare Methode dennoch nutzbringend eingesetzt werden kann. Diese können dem Klienten als Ideen angeboten oder einfach erfragt werden:

»Welche Veränderungen bräuchte es, damit Sie dieses Prinzip eines offenen Placebos für sich nutzen könnten?«

- Im Fall des Klienten, der nur ungern Medizin einnahm, reichte es, die Metapher eines Nahrungsergänzungsmittels (Vitamine/Mikronährstoffe) anzubieten. Da dieser Klient gesundheitsbewusst lebte, Sport trieb und solche Präparate einnahm, passte diese Anpassung sehr gut und dockte an seine Lebenswelt an.
- Eine andere Klientin wählte von sich aus einen Präparatnamen, der homöopathisch klang, weil dies die Behandlungsmethode ihrer Wahl war.

- Eine Coachee hatte die Idee, das Changers-Prinzip in flüssiger Form zu sich zu nehmen. Da sie darauf achtete, ausreichend Wasser zu trinken, entwickelten wir eine Manschette als Etikett für ihre große Wasserflasche, die künftig das Zielbild und den Titel »Lebenselixier« trug.
- Eine weitere Klientin hatte ebenfalls das Bedürfnis, »die Veränderung« trinken zu können. Sie entwickelte für sich ein Etikett für ihren Tee, den sie ab dann veränderungsorientiert aufgoss und trank.

Mit zunehmender Erfahrung im Einsatz der Changers-Intervention kann diese, so scheint es mir, mit Abwandlungen fast immer eingesetzt werden.

In den ersten ein bis zwei Jahren, in denen ich mit den Changers experimentierte, war ich vorsichtiger, wann ich sie einsetzte, und auch zögerlicher bei der Einführung der Methode im Gespräch. Ich setzte die Changers nur hin und wieder ein und war weniger überzeugt und überzeugend. Mit zunehmender Erfahrung wie auch mit wachsendem Wissen um die Befunde der Placeboforschung wurde ich klarer und überzeugender in der Anwendung. Inzwischen setze ich die Changers in 9 von 10 Prozessen ein. Die Qualität meiner Suggestion hat sich verbessert und damit ist vermutlich mein Curabo-Effekt gewachsen.

Da die Medizinmetapher aber für einen kleinen Teil der Klient:innen nicht gut passt, werden weitere Verpackungen und Designs entwickelt, die optisch näher an Nahrungsergänzungsmitteln zur Gesundheitsförderung liegen. Unterschiedliche Darreichungsformen eines individualisierten OLP können für bestimmte Personen bzw. Anliegen ein passenderes Vehikel sein als ein kreisrundes bedrucktes Stück Esspapier. Daher sollen in Zukunft weitere Darreichungsformen wie Tabletten, Kapseln, Nasensprays, Cremes, Tees und Wasserflaschenetiketten als Möglichkeiten für ein personalisiertes OLP in die Angebotspalette aufgenommen werden.

14 Grenzen

Eine Frage, die in den Changers-Fortbildungen regelmäßig gestellt wird, ist die der Grenzen: Wo und wann kann man die Changers-Intervention einsetzen und wo nicht?

Die möglichen Grenzen sind zwar wichtig zu reflektieren und werden nachfolgend behandelt, erscheinen mir aber in ihrer Summe relativ überschaubar. Dennoch gibt es immer mal wieder Situationen, in denen ich mich dazu entscheide, Changers *nicht* bzw. *noch nicht* einzusetzen.

Die Frage nach den Grenzen möchte ich für verschiedene Teilbereiche beantworten:

1) Grenzen in der Person der Klient:in
2) Grenzen im Thema/Anlass/Anliegen/Störungsbild/Ziel
3) Grenzen in der Person der Anwenderin/Praktikerin
4) Grenzen in der Wirksamkeit.

14.1 Grenzen in der Person der Klientin

Welche Voraussetzungen erfüllt werden müssen, um die Changers-Intervention zur Anwendung kommen zu lassen, ist ausführlich in Kapitel 8 beschrieben.

Darüber hinaus gibt es aber auch Situationen, in denen die Voraussetzungen zwar erfüllt sind, aber andere Gründe dazu führen, die Changers-Intervention eher nicht anzuwenden.

Alle Ressourcen sind schon da …

… alle Ressourcen – alle!

Hin und wieder kommen Klient:innen in die Praxis, bei denen ich den Eindruck gewinne, dass die zur Entwicklung/Veränderung/Zielerreichung benötigten Ressourcen nicht nur präsent, sondern auch vollumfänglich verfügbar sind. Hier sehe ich vom Einsatz der Changers ab. In dem Fall ist eine zusätzliche Ressource, wie die Changers, nicht nötig. Ihr Einsatz könnte sogar eine Infragestellung der präsentierten Ressourcen darstellen und Gedanken in der Klientin auslösen wie:

»Meint er wirklich, ich brauche ein Wundermittel? Meint er wirklich, ich habe das nötig?«

Sie dennoch einzusetzen, würde bedeuten, die Methode über die Klientin zu stellen, den Menschen aus dem Blick verlieren und damit zu riskieren, dass er sich nicht gesehen und verstanden fühlt. Hier halte ich mich an die Maxime anzunehmen, dass die Klientin über alle Ressourcen in ausreichendem Maße verfügt, um ihre Ziele zu erreichen. Ich traue ihr die Entwicklung ohne weitere »externe« Unterstützung zu – sie trägt alles in sich!

Das Entwicklungsalter

Eine Grundvoraussetzung zur Anwendung der Methode ist wie beschrieben, dass die Klient:innen verstehen, dass es sich bei dem zu entwickelnden Präparat nicht um ein Medikament mit einem pharmakologischen Wirkstoff handelt, sondern um ein offenes Placebo, welches individualisiert und mit Bedeutung »aufgeladen« wird.

Es ist schwer, eine Alters- oder IQ-Grenze zu definieren, ab der ein solches Verständnis als gesichert vorausgesetzt werden kann. Das Verständnis des OLP-Konzepts hängt von der Fähigkeit zur Verarbeitung von Informationen, von kritischem Denken und vom Verständnis medizinischer Konzepte ab. Laut einer Studie zum Effekt von Open-Label-Placebos bei ADHS von Sandler und Bodfish (2008) kann dies bereits ab einem Alter von sieben Jahren der Fall sein. Wenn das Entwicklungsalter des Klienten unter zehn Jahren liegt, sollte man entweder das Konzept eines OLPs umso deutlicher kommunizieren oder eine kindgerechte Variante der Changers, wie sie in Abschnitt 17.2 beschrieben werden, nutzen.

Persönlichkeitseigenschaften

Nicht jede Intervention passt zu jedem Menschen. In der Placeboforschung wurden unterschiedliche Variablen untersucht, die einen positiven Einfluss auf die Wirksamkeit von Placebobehandlungen haben können – wobei es hier noch keine eindeutigen Befunde gibt.

Forschende diskutieren Selbstwirksamkeitserwartung, Behandlungserwartung, Optimismus, Empathie, Angst und Adhärenz zur Behandlung als moderierende Variablen auf den Placeboeffekt.

Eine Metaanalyse von Kang et al. (2022) fand keine klaren Assoziationen zwischen Persönlichkeitseigenschaften wie Optimismus, Empathie oder Angst und der Stärke der Placebowirkung. Dies stellt die bisherige Annahme infrage, dass bestimmte Persönlichkeiten auf Placebos besser ansprechen.

In unserer Studie zur Stressreduktion mithilfe der Changers (siehe Kapitel 17) moderierte die *Behandlungserwartung* das Ergebnis nicht. Hingegen hatte die *Selbstwirksamkeitserwartung* in der unbehandelten Kontrollgruppe einen stresspuffernden Effekt auf das Ergebnis in der Wartezeit: Je höher die Selbstwirksamkeitserwartung ausgeprägt war, umso günstiger war die Entwicklung in der Wartezeit ohne Intervention. In den Interventionsgruppen hingegen (Standard-Changer bzw. Individual-Changer) hatte diese Variable keinen signifikanten Effekt auf das Ergebnis.

Für die Forschung in Bezug auf eine mögliche »Placebopersönlichkeit« ist festzuhalten: »Weitere Studien werden empfohlen.«

Meine praktische Erfahrung hat mir ebenfalls noch keine klaren Hinweise auf Besonderheiten aufseiten der Klient:innen gegeben, die die Changers-Intervention zum Erfolg führen können oder nicht. Das Timing, das Wording und die Überzeugungskraft der Praktikerin scheinen mir weitaus relevanter für eine erfolgreiche Einführung der Intervention zu sein als Persönlichkeitseigenschaften der Klient:innen. Auch erscheinen manche Themen besser geeignet als andere. Wenn der »Wunsch nach mehr Klarheit zu Kriterien für eine große Entscheidung« geäußert wird, ist es zwar möglich, auch hierzu einen Changer zu erarbeiten, aber vermutlich ist es zielführender, ein reflektierendes Gespräch über ebenjene »Kriterien zur Entscheidung« und die damit verbundenen Ziele zu führen, als ein OLP zu entwickeln.

14.2 Grenzen im Thema

In meiner Praxis bin ich bisher selten an thematische Grenzen gestoßen, die den Einsatz von Changers verhindert hätten.

Je nachdem, in welchem Arbeitsfeld wir tätig sind, wird dies auch die Themen begrenzen, welche wir mit Changers begleiten wollen und dürfen. Ärztinnen ist die Behandlung somatischer/psychosomatischer Leiden vorbehalten. Sind wir in (psycho)therapeutischen Feldern tätig, sind psychische Leiden unser Bereich. Coachs hingegen werden diagnostizierte oder diagnostizierbare Störungen von Krankheitswert nicht bearbeiten und einen Fokus eher auf die beruflichen Anlässe legen.

In meiner Praxis bin ich auf folgende Grenzen gestoßen, bei denen der Einsatz von Changers wenig sinnvoll erschien.

Pragmatische Schritte

In manchen Prozessen sind die Ziele klar definiert und unser Job ist es dann, zu helfen, relativ pragmatisch gemeinsam die nächsten Schritte zu definieren und gegebenenfalls als vom Klienten beauftragte soziale Kontrollinstanz zu fungieren: »Lass mich die Schritte definieren und du als Coach überwachst in den nächsten Wochen/Monaten, ob/wie ich ›dranbleibe‹.« Wenn die Ziele also klar sind, die nächsten Schritte definiert und zudem ausreichend Zuversicht vorhanden ist, diese auch zu gehen, dann wäre es, genau wie im Fall der unpassenden Krankheitssuggestion (siehe Abschnitt 13.5), fast ein Affront, die Changers oder eine andere aktivierende Intervention einzusetzen und damit zu sagen: »Deine Ideen zu Zielen und nächsten Schritten reichen nicht – du brauchst noch mehr.«

Also: Finger weg, wenn die Klientin bereits alles hat!

Reflexion ohne speziellen Veränderungsauftrag

In einigen Führungskräftecoachings erlebe ich den Wunsch des Coachees, lediglich die letzten Wochen zu reflektieren, d. h., einfach nur darüber zu sprechen. Meine freundlichen Versuche, ziel- und auftragsklärende Fragen zu stellen, führen dann nicht zu Zielaussagen, aus denen ich einen veränderungsorientierten Auftrag generieren kann. Vielmehr steht das Teilen im Vordergrund, sodass der Coachee mit den Ereignissen in der Führungsarbeit nicht allein dasteht. Bisweilen entstehen über den Verlauf eines solchen Prozesses dann doch noch Veränderungsaufträge, solange es aber einen solchen nicht gibt und auch kein Ziel definiert wurde, ergibt eine auf Veränderung fokussierende Methode wie die Changers-Intervention wenig Sinn.

Verweilen vor dem Veränderungsrubikon

Hin und wieder kommen Menschen in Therapie oder Coaching, die ahnen, dass sich etwas bzw. genauer gesagt, dass *sie* etwas ändern sollten, die sich aber noch nicht ganz sicher sind, ob sie eine Veränderung wirklich wollen. Entweder ist das den Veränderungsdruck erzeugende Leid noch nicht stark genug oder das einen Veränderungssog erzeugende Ziel zu schwach, um eine Entscheidung zur Veränderung zu bewirken. Nicht selten entstehen diese Situationen, wenn die Klientin durch Anregung oder Druck von außen das Coaching / die Therapie beginnt:

- Der Ehemann kommt, da sich die Ehefrau wünscht, dass er an sich arbeitet und sich ändert.
- Die Mitarbeiterin kommt ins Coaching, da ihre Vorgesetzte sich für sie Entwicklungen bzgl. eine Erweiterung ihrer Soft Skills erhofft.
- Ein zwölfjähriger Schüler kommt, weil seine Mutter wünscht, dass er sich in Schule und Freizeit aktiver zeigt.

Wenn wir nicht in der Lage sind, gemeinsam mit der Klientin ein genuin intrinsisches und attraktives Ziel zu entwickeln und sie von der Motivation über die Volition in die Handlung zu begleiten, so verweilt sie vor dem »Rubikon der Entscheidung« (Grawe 1998, S. 60–66). D. h., die Entscheidung zur Veränderung ist noch nicht getroffen. In diesem Fall ist es wenig sinnvoll, eine Intervention einzusetzen, die Veränderung befördern soll. Vielmehr sollte eine motivationale Klärung in den Vordergrund gerückt werden:

- Wer erwartet was von den Gesprächen?
- Gibt es Erwartungen/Ziele, die ggf. auch eigene Ziele sind?
- Was soll sich auf keinen Fall ändern?
- Und was sollte sich verändern?
- Welchen Nutzen hätte eine Veränderung?

Erst wenn ein eigenes Ziel formuliert werden konnte, ergibt der Einsatz der Changers-Intervention Sinn.

14.3 Grenzen in der Person der Praktikerin

Für die erfolgreiche Umsetzung der Changers-Intervention braucht es eine bestimmte Haltung und bestimmte Überzeugungen bei der Praktikerin. Wie in Abschnitt 5.6 beschrieben, bedarf es nicht nur einer ordentlichen Portion Zutrauen in die Entwicklungsfähigkeit der Klientin, sondern auch einer kräftigen Prise Leichtigkeit und Humor.

Wenn ich überzeugt bin, dass »wahre Veränderung« nur durch Schmerz möglich ist, dass das Tal der Tränen durchschritten werden muss, dann wird dies zur selbsterfüllenden Prophezeiung, es wird sich im therapeutischen Prozess bestätigen. Ich kenne Kolleg:innen, die die Wirksamkeit und Nachhaltigkeit ihrer Sitzung anhand der Anzahl tränendurchnässter Taschentücher bestimmen. Wenn keine Tränen geflossen sind, so war es einfach nicht wirksam.

Emotionale Aktivierung ist ein wichtiger Wirkfaktor in Veränderungsprozessen. Nur in seltenen Fällen reicht gedankliche Klarheit aus, um Veränderung zu ermöglichen. In aller Regel braucht es Gefühle, die spürbar machen, was war, was ist und wohin es gehen soll. Daher hat emotionale Aktivierung auch in Bezug auf Trauer, Wut und Schmerz ohne Frage ihren Wert und ist wirksam. Wenn wir unsere Klient:innen emotional nicht erreichen bzw. aktivieren, so bleibt das Besprochene im rein Rationalen, Gedanklichen, wird wenig Relevanz haben und wenig Impact ausüben. Wenn hingegen unsere Kommunikation und unsere Methoden den Aufmerksamkeitsfokus des Klienten auch in Richtung seiner Emotionen steuern, so erhält das Besprochene die benötigte gefühlte Bedeutung.

Doch mit welcher Überzeugung arbeiten wir?

Muss es eine emotionale (Re)aktivierung von schwierigen, belastenden, ggf. unterdrückten Zuständen sein, um nachhaltig zu wirken? Oder kann bzw. darf für eine nachhaltige Veränderung die emotionale Aktivierung auch in Richtung Freude, Leichtigkeit, Neugier, Ausgelassenheit und Lachen gehen?

Unsere subjektive Änderungstheorie wird den Weg weisen. Wir begrenzen oder ermöglichen die Wirksamkeit unseres professionellen Handelns durch unsere Überzeugung.

Die Changers-Intervention wird umso wirksamer sein, je mehr wir

a) der Klientin vertrauen, dass sie alles für die Veränderung bereits in sich trägt,
b) vertrauen, dass nachhaltige Veränderung auch mit Leichtigkeit möglich ist.

Dies bedeutet keineswegs, dass Changers nur für leichte und positive Themen entwickelt werden können. In Kapitel 6 und in Abschnitt 12.5 habe ich beschrieben, dass die Changers-Intervention keinen Inhalt vorgibt und daher grundsätzlich in alle therapeutischen Schulen/Ansätze integrierbar ist. Wenn das Ziel des Klienten bzw. das Therapieziel ist, verdrängte Themen anzuschauen, anzuerkennen und willkommen zu heißen oder belastende Emotionen zu spüren und als Teil der eigenen Person zu akzeptieren, so kann genau hierfür ein Changer hergestellt werden. Das Leben in seiner Vielfalt und Gänze zu leben, bedeutet auch, Belastendes zu erfahren. Und manchmal mag genau das Wahrnehmen, Akzeptieren und Erleben belastender

Emotionen ein sinnvolles Ziel sein, das mithilfe von Changers unterstützt werden kann.

14.4 Grenzen der Wirksamkeit

Auch wenn die Vielfalt der Themen, die mit Changers bearbeitet werden können, groß ist, so gibt es doch Grenzen in der Wirksamkeit. Changers sind weder Allheilmittel noch Wundermittel. Sie wirken weder bei jedem Thema, Anlass und Menschen gleich gut, noch bewirken sie Wunder im engeren Sinne. Kein therapeutischer Ansatz ist für jeden Anlass und jeden Menschen gleich geeignet und wirksam.

Aus der Sicht des Praktikers interessiert mich nicht nur, welche Befunde die Forschung zu diesem Thema zutage fördert, sondern auch die Frage, wie wirksam das spezifische Vorgehen im jeweiligen Einzelfall war. Dazu frage ich mich, ob vorab oder mit den Changers tatsächlich ein realisierbares Ziel entwickelt worden war. Oder handelte es sich bei den Wirkbeschreibungen um Wünsche, die durch das Tun des Klienten nicht erreichbar waren? Überflüssig zu sagen, dass Wunschbeschreibungen kein Zielkriterium sein können.

Wenn infrage steht, ob die Changers-Intervention an sich gewirkt bzw. einen Mehrwert hatte, stellt sich mir die Anschlussfrage: Standen die Changers für sich in einer Single-Session-Intervention oder war sie in einen Gesamtprozess eingebettet? Im letzteren Fall wird es schwieriger zu beantworten sein, welchen Mehrwert sie genau hatten, da das Davor und Danach ebenfalls Einfluss gehabt haben wird.

Um die Wirksamkeitsfrage zu beantworten, sollten wir uns verdeutlichen, was genau zur Changers-Intervention gehört. Sind es lediglich die mit einem Zielbild bedruckten Oblaten samt individualisierter Dose – oder gehören das erwartungssteigernde (therapeutische) Gesprächssetting, in dem sie entwickelt wurden, und das Folgegespräch dazu? Für mich zählen zur Intervention nicht nur die Oblaten und die Entwicklung der Dosenbeschriftung, sondern unbedingt auch das Setting, in das die Changers-Erstellung eingebettet wurde.

14.5 Zum Umgang mit ausbleibender Verbesserung

Wenn Klient:innen nur einen minimalen Effekt berichten oder dieser ganz ausbleibt, aber keine Verbesserung oder gar Verschlechterung eintritt, beschleichen uns vielleicht Gedanken wie:

- *Es funktioniert ja gar nicht! Das Wundermittel ist entzaubert!*
- *Habe ich vielleicht zu viel versprochen? Wie stehe ich jetzt da?*
- *Wie komme ich da jetzt wieder raus?*

Wenn Klient:innen keine Veränderung berichten, sollten wir uns zunächst fragen, ob wir uns mit dieser Aussage vom Weiterverfolgen dieser Intervention abbringen lassen wollen oder nicht. Zwar gilt für Klient:innen wie auch für Praktiker:innen die Maxime: »Wenn es nicht funktioniert, tue etwas anderes!« Ich empfehle aber aus zwei Gründen, erst mal dranzubleiben: Zum einen wertschätzen wir unsere gemeinsame Arbeit an den Changers, wenn wir die Inhalte und das Ergebnis unter die Lupe nehmen. Zum anderen vergeben wir ggf. Lösungspotenzial, das noch in der Intervention steckt, wenn wir sie vorschnell fallen lassen.

Wie bei jeder therapeutischen (Haus)aufgabe, die nicht funktioniert hat, können wir ergründen,

- ob es gute Gründe für die (noch?) ausbleibende Veränderung gibt, z. B. zusätzliche Belastungen oder außergewöhnliche Ereignisse (diese ggf. würdigen);
- welche Veränderungen es (unabhängig von den Changers) gegeben hat;
- ob die Aufgabe wie vereinbart umgesetzt wurde (Einnahme, Dosierung, Einnahmeritual);
- was diese (noch) nicht eingetretene Veränderung für die Klientin bedeutet (von »nicht bedeutsam« [»ich nehme die Changers einfach weiter ein«] bis zu »frustriert« [»das hilft mir nicht, ich lasse es sein‹«]);
- welcher Zeithorizont für den Veränderungsprozess in der Changers-Sitzung eingeplant worden war – wurde die Einnahmedauer, bis erste Zeichen der Verbesserung bzw. das Endziel erreicht wären, überhaupt definiert? War sie realistisch oder muss hier nachgeschärft werden?
- welche kleinsten Zeichen es für mögliche Effekte unserer Sitzung/Intervention bzw. die Einnahme der Changers ggf. dennoch gibt;
- was funktioniert und was nicht funktioniert hat;
- ob die Wirkbeschreibungen auf der Dose auf die jetzige Situation noch passen; vielleicht sollten selbstwirksamere, handlungsbezogenere Wirkbeschreibungen genutzt werden;

- ob wir die Metapher der »Erstverschlechterung« nutzen wollen (ggf. hat die Klientin es beispielsweise wirklich geschafft, sich abzugrenzen – aber die Reaktionen waren unerwartet heftig);
- ob wir empfehlen wollen, dass das Mittel weiter eingenommen wird, da der »Infekt« ja noch nicht raus ist.

Wenn über mehrere Sitzungen hinweg der erhoffte Effekt ausbleibt und vieles getan wurde, um dieser in aller Regel hilfreichen Intervention zu Wirkung zu verhelfen, dann ist vermutlich der Zeitpunkt gekommen, den Nutzen infrage zu stellen und zu reflektieren, was dies für die Klientin und für den Coachingprozess bedeutet. Tote Pferde soll man bekanntlich nicht reiten. Möglicherweise ist etwas anderes hilfreicher, um zum Ziel zu kommen, z. B.

- ein Wechsel des Ziels
- ein Wechsel des Settings
- ein Wechsel des Vorgehens/der Methode
- eine Pause oder die Beendigung der Behandlung
- ein Neustart mit jemand anderem.

15 Risiken und unerwünschte Nebenwirkungen

Unabhängig von den bereits aufgeführten Grenzen müssen mögliche Kontraindikationen, Risiken und unerwünschte Nebenwirkungen beleuchtet werden.

- Wann sollten bzw. dürfen Changers nicht bzw. nicht als erstes Mittel eingesetzt werden (Kontraindikationen)?
- Welche Risiken könnten sich bei der Einnahme ergeben?
- Welche unerwünschten Nebenwirkungen sind zu erwarten?

15.1 Symptome als lebenswichtige Körpersignale

Changers sind in erster Linie entwickelt worden, um *psychische* Veränderungen zu bewirken. Wenn z. B. »reduzierte Kopfschmerzen« eine beabsichtigte Wirkung sein sollte, dann ist es zunächst wichtig herauszufinden, ob alle medizinisch-somatischen Wege gegangen wurden (diagnostisch und therapeutisch), bevor wir uns auf die Reise begeben, die psychosomatische Seite anzugehen.

Kopfschmerz kann ein hilfreiches Signal sein, das auf ein mögliches körperliches Leiden hinweist, das somatisch behandelt werden sollte. Wenn durch psychotherapeutische Interventionen das Schmerzempfinden möglicherweise erfolgreich heruntergedimmt wird, kann damit eine nötige somatische Behandlung verzögert oder verhindert werden.

Wir Menschen sind in der Lage, in gefährlicher Art und Weise körperliche Symptome auszublenden – mit teilweise gravierenden Folgen. Die folgenden Beispiele sind reale Begebenheiten aus dem eigenen Freundes-, Familien- und Bekanntenkreis:

- Eine Lungenentzündung wurde derart verschleppt, bis ein körperlicher Zusammenbruch anzeigte, dass der Weg in die Notaufnahme und auf die Intensivstation unumgänglich war. Glücklicherweise war eine Angehörige zum rechten Zeitpunkt zugegen und konnte den Notarzt rufen.
- Es wurde Blut gehustet, dies verdrängt und verheimlicht, weil nicht sein konnte, was nicht sein durfte: Das bislang immer star-

ke Familienoberhaupt war lebensgefährlich erkrankt. Eine gerade noch rechtzeitige Aufnahme ins Krankenhaus ermöglichte die Operation eines massiv gewachsenen Lungentumors, der wenig später sehr wahrscheinlich tödliche Folgen gehabt hätte.
- Die hauptverantwortliche Organisatorin einer bald stattfindenden Tagung erlebte in der extrem belasteten Arbeitswoche vor der Tagung einen Auffahrunfall, der für sie zunächst folgenlos blieb. Nach Abschluss der Tagung aber entwickelte das Unfallopfer alle Symptome eines ausgewachsenen Schleudertraumas. Ihr Körper war in der Lage gewesen, einen Funktionsmodus aufrechtzuerhalten und die Symptome erst dann rauszulassen bzw. zuzulassen, als Zeit und Raum dafür da waren.

Wir sollten also aufmerksam mit dem Wunsch nach körperlicher Besserung umgehen, denn der Geist ist auch in schädlicher Weise in der Lage, Symptome und Signale auszublenden – wozu selbst Changers beitragen könnten!

Auch psychische Symptome wiederum können körperliche Ursachen haben. Depressive Verstimmungen mögen z. B. durch endokrine Erkrankungen (wie eine Unterfunktion der Schilddrüse) ausgelöst werden. Chronische Atemwegserkrankungen, Herzerkrankungen (Herzrhythmusstörungen oder Angina Pectoris) oder eine Überfunktion der Schilddrüse können bisweilen Angststörungen auslösen. Daher sollten auch psychische Symptome immer ärztlich abgeklärt werden, bevor (psycho)therapeutisch gehandelt wird – egal ob mit oder ohne Changers-Intervention.

15.2 Krankheitssuggestion

Wie bereits weiter oben beschrieben, ist der Preis des Einsatzes eines Open-Label-Placebos möglicherweise eine unerwünschte Nebenwirkung: die Suggestion, die Klientin sei behandlungsbedürftig krank. Gedanken dazu und Ideen zum Umgang damit finden sich in Abschnitt 13.5.

15.3 »Mother's Little Helper«

Die Rolling Stones haben es schon 1966 in dem Song »Mother's Little Helper« besungen, wie es ist, zu Psychopharmaka zu greifen, um durch den Alltag zu kommen. Wir leben in einer Gesellschaft und einem Zeitalter des Präparate-Schluckens. Ständig greifen wir zu Substanzen, die uns helfen und optimieren sollen. Anstatt uns körperlich wie psychisch so gesund wie möglich zu verhalten, bevorzugen wir den einfacheren Weg und setzen Hilfsmittelchen ein, wenn unser Gesundheitsverhalten negative Konsequenzen hat. Unsere Apotheken und Drogerien sind prall gefüllt mit Präparaten, die allerlei Hilfen versprechen: besseren Schlaf, höhere Konzentrationsfähigkeit, tiefere Entspannung oder gesteigertes Wohlbefinden. Apotheken verdienen in vielen Ländern mehr Geld mit nicht verschreibungspflichtigen Präparaten als mit verschreibungspflichtigen. Und vermutlich sind nur ein kleiner Teil der frei erhältlichen Präparate in Doppelblindstudien methodisch sauber gegen den Placeboeffekt getestet worden, sodass davon ausgegangen werden muss, dass ein substanzieller Anteil der Wirksamkeit dieser angepriesenen und verkauften Produkte durch Placeboeffekte erklärt werden kann.

»Externe Hilfe benötigt«

Wenn wir die Changers-Intervention mit ihrer Medizinmetapher nutzen, fördern wir allerdings unter Umständen eine Haltung des medikamentösen Reparierens und die Idee, dass die Veränderung sich nicht aus dem Klienten selbst entwickeln kann, sondern durch ein Präparat *von außen* gefördert werden muss.

Wollen wir diese ›sich etwas einwerfen‹-Mentalität mit Changers fördern?

Wollen wir die Erwartung und Haltung fördern, dass eine externe Hilfe nötig ist?

Oder wollen wir nicht lieber Menschen befähigen, aus eigener Kraft und selbstwirksam ihr Leben zu meistern?

Die Changers wirken in beide Richtungen: Einerseits bedienen sie sich als offenes Placebo dem Prinzip der Einnahme eines äußeren Mittels, des Einnahmerituals und der damit verbundenen positiven Erwartungen. Andererseits wird die Selbstwirksamkeit gerade durch die gemeinsame Arbeit an der individualisierten Erstellung des Changers gefördert.

Ein Metaziel unserer Arbeit ist es, Menschen durch möglichst Selbstwirksamkeit aktivierende Kommunikation zu eigenen Zielen und Lösungsschritten zu bewegen. Auch wenn das Vehikel bzw. der Katalysator der Veränderung ein selbst hergestelltes *Präparat* ist, so ist den Klient:innen klar, dass die Veränderung auf paradoxe Weise erst selbst erarbeitet, dann von außen zugeführt wurde. Schlussendlich bemerken sie, dass die Veränderungen im Erleben und Verhalten nicht einfach auf eine substanzfreie Oblate zurückzuführen sind, sondern doch mit der eigenen Person verbunden waren.

Für mich überwiegt der Nutzen der Changers-Intervention bei Weitem das Risiko der Stärkung einer »Einwerf-Mentalität«. Wenn wir mit kleinem Aufwand Menschen helfen können, ihre Ziele leichter und schneller zu erreichen, kann meines Erachtens dieses Risiko in den meisten Fällen eingegangen werden. Bislang hatte ich noch keine Klient:innen, die Changers über einen langen Zeitraum inflationär eingenommen hätten oder von ihnen süchtig geworden wären. Da dies aber theoretisch möglich ist, widmet sich der nächste Abschnitt diesem Thema.

15.4 Konditionierung und Abhängigkeit

Unsere Gehirne sind hervorragende Vorhersageorgane. Ein wichtiger Teil ihrer Funktion besteht darin, Prognosen über zukünftige Ereignisse aufzustellen und diese dann zu überprüfen. Durch diese besondere Lernfähigkeit ihrer Gehirne können Menschen allerdings psychische Abhängigkeiten für allerlei Bedingungen bzw. Reize entwickeln. Wenn die Erfahrung gemacht wird, dass Changers geholfen haben, Symptome und Probleme zu reduzieren, dann kann das Gehirn daraus die Vorhersage ableiten »Changers einnehmen führt zu Erleichterung«.

Vor einigen Jahren habe ich eine ausgeprägte »Ohrenstöpsel-Abhängigkeit« entwickelt: In einem Schlafzimmer mit Verkehrsgeräuschen hatte ich mit Ohrenstöpseln ruhiger schlafen können. Der Stimulus »Ohrenstöpsel im Ohr« bereitete mir schon bald auch ruhigere Nächte, wenn es nicht draußen, sondern in meinem Kopf etwas unruhiger war. Wenige Monate später griff ich schon prophylaktisch zu meinen kleinen Schaumstofffreunden, wenn ich mich ins Bett legte. »Besser ist besser«, dachte ich mir, »man weiß ja nie – schadet ja nicht!« Doch eine Entwicklung hatte ich nicht bedacht: Ohne zwei Schaumstoffohrenstöpsel in Reichweite meines Bettes neige ich inzwischen zu sorgenvollen Gedanken bezüglich meiner Schlafqualität. Und sorgenvolle Gedanken tragen bekanntermaßen nicht sonderlich zur Verbesserung des Schlafes bei!

Allein die *Möglichkeit,* Ohrenstöpsel einsetzen zu können (»Nur bei Bedarf, versteht sich!«), steigert meinen Schlafqualitätsoptimismus enorm und fördert die nötige Ruhe in meinem Kopf, um gut zu schlafen. D. h., ich schlafe messbar besser, wenn meine Ohrenstöpsel auf dem Nachttisch stehen und ich sie bei Bedarf einsetzen kann. Ich bekenne mich »ohrenstöpselabhängig« und sollte vielleicht eine OA-Gruppe (»Ohrenstöpsel Anonymus«) gründen.

Die beschriebene psychische Abhängigkeit ist in ihrer Struktur vergleichbar mit der psychischen Abhängigkeit von physiologisch nachweisbar wirksamen Psychopharmaka. Anxiolytika (angstlösende Präparate wie z. B. Benzodiazepine) werden oft »nur zur Sicherheit« in Handtasche oder Rucksack mitgeführt – »für den Fall der Fälle«. Das Wissen um die Erreichbarkeit der Tablette reicht aus, um diese Ängste zu lösen sowie Ruhe und Sicherheit zu finden, ohne dass das Präparat wirklich eingenommen werden muss. Gleichzeitig wird aber nicht gelernt, ohne die Tablette zu leben. Gleiches gilt auch für Substanzen, die physiologisch nicht abhängig machen, denen aber eine große Wirkmacht zugeschrieben wird. Sie werden oft jahrelang gering dosiert verschrieben und eingenommen, »nur zur Sicherheit«, ohne dass der wissenschaftliche Beweis erbracht worden wäre, dass diese Wirkstoffgruppe ursächlich für die Stimmungsaufhellung verantwortlich ist. Es wird eine psychische Abhängigkeit von einem unwirksamen Präparat gelernt, was weniger der Patientin, sondern eher den herstellenden Pharmaunternehmen dient.

Kurz gesagt – psychische Abhängigkeiten können sich grundsätzlich über alle möglichen Stimuli entwickeln: von physiologisch wirksamen Substanzen genauso wie von 2 x 5 g Schaumstoff in den Ohren oder von einem Stück Esspapier.

Theoretisch ist es möglich, dass ein Changer zu einem Reiz wird, der eine konditionierte positive Reaktion wie Wohlbefinden oder Entspannung hervorruft. Die regelmäßige Verknüpfung von Stimulus *Changer* und Reaktion *Zielzustand* kann einen Lernprozess begünstigen, der auf Dauer eine Abhängigkeit vom Stimulus Changer befördern könnte.

In diesem Fall würde die Veränderung, die Genesung bzw. der Zielzustand auf ungünstige Weise auf das externe Hilfsmittel (Changer) attribuiert und nicht auf das damit verbundene selbstwirksame Handeln. »Er – der Changer – verändert mich« und nicht »Ich verändere mich mithilfe meines selbst entwickelten Changers«.

Eine psychische Abhängigkeit von Changers kann also nicht ausgeschlossen werden – auch wenn sie in meiner Praxis noch nicht vorgekommen ist.

Aus diesem Grund sollte bei den ersten berichteten positiven Entwicklungen die Praktikerin nicht nur die Wirksamkeit des Changers kommentieren, sondern den proaktiven Beitrag der Klientin zu dieser Veränderung erfragen und hervorheben. Die Veränderung sollte immer auf die Klientin selbst attribuiert werden und weniger auf die Hilfsmittel zur Veränderung (Therapeut:in, Setting, Changers, ...).

Die Changers sind ein vom Klienten entwickeltes Hilfsmittel, das die Entwicklung fördert. Die daraus entstehenden positiven Handlungen und Empfindungen sind in erster Linie die Leistung des Klienten. Ergo: Der Erfolg gebührt dem Klienten!

Zudem empfiehlt es sich, den Einnahmezeitraum zu erfragen, damit gleich vom Start der Intervention an klar ist, dass es sich um eine zeitlich begrenzte Maßnahme handelt, die eine Veränderung von Gedanken, Erleben oder Verhalten anstoßen soll – nicht aber der dauerhaft notwendige Treibstoff für das Aufrechterhalten des Zielzustandes.

Eine besondere Situation ergibt sich bei Menschen, die eine Sucht-Biografie vorweisen bzw. Erfahrung mit Substanzmittelmissbrauch haben. Könnte es passieren, dass sich der Missbrauch einer Substanz auf den Abusus von wirkstofffreien Changers verlagert?

Es ist fast eine philosophische Frage, zu reflektieren, ob ein offenes Placebo mit ausschließlich positiven Nebenwirkungen *missbräuchlich* eingenommen werden kann.

Was wären die Kriterien für einen Missbrauch oder gar für eine Abhängigkeit von einem offenen Placebo? Wäre es die Toleranzbildung, also der Gewöhnungseffekt und die damit verbundene Notwendigkeit der Dosiserhöhung zur Erzielung desselben Effekts?

Und was wäre in dem Zusammenhang eine Überdosierung von Changers?

Wären der Verlust von Arbeit und Freundeskreis sowie eine beginnende Changers-Beschaffungskriminalität Kriterien für einen Missbrauch?

All dies ist in meiner Praxis mit Changers zwar nicht vorgekommen, wäre gleichwohl potenziell möglich.

Sollte sich die Abhängigkeit des Klienten von einer psychotropen Substanz auf einen wirkstofffreien Changer verlagern, so wäre damit immerhin ein Teilziel erreicht: das Loskommen von der stofflichen Droge. Dieser Teilerfolg sollte entsprechend gewürdigt werden. Ben Furman empfiehlt gern, die Erfolgsfeier gleich zu Beginn des therapeutischen Prozesses detailliert zu planen und somit den Erfolg selbst vorwegzunehmen.

Sollte die Entwicklung hier stagnieren und der Klient beim lebenslangen Konsum des Changers verbleiben, so scheint das immer noch eine positivere Entwicklung zu sein als die Abhängigkeit von einem Präparat mit physiologisch negativen Folgen. Physiologisch negative Nebenwirkungen von Changers sind nicht zu erwarten. Changers als Substitutionspräparat scheinen mir weitaus gesünder als jedes physiologisch wirksame Substitut, wie z. B. Methadon oder Polamidon in der Suchtbehandlung.

Sollte sich eine Changers-Abhängigkeit entwickelt haben und es das Ziel des Klienten sein, auch diese psychische Abhängigkeit zu überwinden, wäre ein klassischer Stufenplan zum Ausschleichen bzw. Absetzen ratsam.

Die »Einwerf-Mentalität« als Ressource

Meiner Erfahrung nach können sich die meisten Menschen in begleiteten Veränderungsprozessen auf die Changers-Intervention einlassen. Wie wirksam sie ist, hängt auch von den individuellen Lernerfahrungen des Klienten ab. Gerade Menschen mit der Erfahrung einer stoffgebundenen Sucht sind es mehr als andere gewohnt, sich durch die Einnahme von Präparaten psychisch zu beeinflussen. Sofern sie sich auf die Idee eines offenen Placebos einlassen, können wir hier mit zwei starken Ressourcen für den Veränderungsprozess rechnen:

1) die Gewohnheit zur Einnahme eines Präparats, d. h. die Bekanntheit eines Einnahmerituals,
2) die gelernte Erwartung eines Wirkeffekts durch die Einnahme auf das Erleben und Verhalten.

Die Changers-Intervention utilisiert und aktiviert u. a. genau diese Ressourcen und befördert damit selbstwirksame Veränderung.

16 Kontraindikationen

Neben den bereits beschriebenen Anwendungs-Voraussetzungen, den Grenzen und dargestellten Risiken und Nebenwirkungen stellt sich die Frage, ob es *spezifische Kontraindikationen* für den Einsatz der Changers-Intervention gibt.

Das Selbstbild des Krankseins abstreifen

Eine beschriebene Implikation und unerwünschte Nebenwirkung der Changers-Intervention ist, dass die Medizinmetapher suggeriert, der Klient sei krank und bedürfe der Behandlung mit einem Präparat. In seltenen Fällen ist aber das genaue Gegenteil ein Therapieziel, und zwar das Selbstbild des Krankseins abzustreifen. Wenn das Ziel sein sollte, ein pathologieidentifiziertes Selbstbild abzulegen und die Identität des Gesunden anzunehmen, scheint es wenig sinnvoll bis geradezu paradox, eine Methode zu wählen, die durch den Einsatz der Medizinmetapher den Klienten ein Stück weit zum Kranken erklärt.

Psychose

Menschen in akuten psychotischen Zuständen oder jene, deren Biografie wahnhafte, halluzinierende oder manische Phasen vorweist, sollten meines Erachtens nicht mit Changers behandelt werden. Ich möchte nicht ausschließen, dass eine Behandlung damit auch in solchen Fällen von Nutzen sein könnte, aber die Gefahr, dass das Prinzip eines offenen Placebos nicht verstanden wird oder die Changers in einen Wahn oder eine Halluzination eingebaut werden bzw. eine manische Phase verstärken, erscheint mir zu groß.

Höher, schneller, weiter ...

Wenn Placebos Spitzensportler:innen zur Steigerung ihrer Leistungen bringen können, könnte man sie nicht auch grundsätzlich zur Motivations-, Konzentrations- und Leistungssteigerung einsetzen?

Ein gewisser Selbstoptimierungswahn hat sich seit einigen Jahren – nicht zuletzt durch den ständig verfügbaren Vergleich über die »sozialen« Medien – in unserer Gesellschaft ausgebreitet. Er treibt nicht nur Menschen in Führungsverantwortung dazu, immer besser und leistungsfähiger werden zu wollen. Quer durch alle gesellschaftlichen Schichten versuchen viele, sich ein besseres Ich zu erschaffen. Es fragt sich, ob wir hierzu beitragen und unsere Klient:innen bei Zielen, die möglicherweise selbstausbeuterisch und ungesund sind, unterstützen wollen. In jedem Coaching- bzw. Therapieprozess müssen wir uns vergewissern, ob wir bei den angestrebten Zielen gut mitgehen und sie begleiten können. Da die Changers die Idee der Selbstoptimierung durch die Einnahme eines boostenden, optimierenden Präparats geradezu bedienen, ist es auch wahrscheinlich, dass manche Klient:innen gerade wegen dieser Selbstoptimierungssuggestion zu uns kommen.

Wenn ich als Coach bzw. Therapeut den Sinn oder Nutzen eines Ziels nicht verstehe oder aufgrund meiner eigenen Wertvorstellungen Schwierigkeiten habe, diesen Weg mitzugehen, frage ich meine Gesprächspartner:innen gern nach dem erwarteten Nutzen der Zielerreichung, dem »Ziel hinter dem Ziel«. Was ist das Ziel hinter der »Höher-schneller-weiter«-Selbstoptimierung? Ich möchte damit besser verstehen, was meine Klient:innen bewegt, was sie sich davon versprechen, um dies dann gemeinsam mit ihnen zu reflektieren und zu prüfen, ob das Ziel hinter dem Ziel vielleicht ein (neues?) Fernziel werden kann, wie z. B. Anerkennung oder Sicherheit. Häufig sind dies Ziele, bei denen ich anschließend besser mitgehen kann.

17 Evaluation der Changers-Intervention

Für die Changers-Praxis interessante Befunde aus der Placeboforschung wurden bereits vor allem in Abschnitt 2.2. beschrieben.[27]

Im Folgenden möchte ich kurz über den Forschungsstand zur Changers-Intervention selbst berichten.

17.1 Studie zur Wirksamkeit von Changers zur Stressreduktion

Um die »Wirkung eines offenen Placebos auf Stress und Wohlbefinden bei Studierenden« zu untersuchen, wurde 2024 eine erste RCT-Studie[28] durchgeführt, die die Wirksamkeit der Changers unter die Lupe nahm.

Corinna Ketter, Dimitri Nalezinski, Magdalena Schiele und Paulina Liese, Master-Studierende der Universitäten Köln und Freiburg, kooperierten unter der Leitung von Prof. Dr. Stefan Schmidt und Dr. Johannes Fendel vom Universitätsklinikum Freiburg in der Planung, Durchführung und Auswertung dieser ersten Machbarkeitsstudie zu den Changers.

Untersuchungsaufbau

137 Proband:innen wurden per Zufall in drei Gruppen aufgeteilt:

1) eine Warte-Kontrollgruppe;
2) eine Gruppe, die mit dem eigens für die Studie entwickelten, stressreduzierenden Standard-Changer (Neurelaxil *forte*) versorgt wurde;
3) eine Gruppe, für die mithilfe eines Coachs in einer 60-minütigen Online-Sitzung ein individualisierter Changer erstellt wurde.

27 Bei tiefergehendem Interesse sei auf den Newsletter des *Journal of Interdisciplinary Placebo Studies* (JIPS) verwiesen, in dem monatlich die neuesten Artikel aus der Welt der Placeboforschung zusammengetragen werden (www.jips.online).

28 RCT = Random Controlled Trial (dt. »randomisierte kontrollierte Studie«), eine Studie, bei der die Proband:innen den Untersuchungsgruppen zufällig zugeteilt werden.

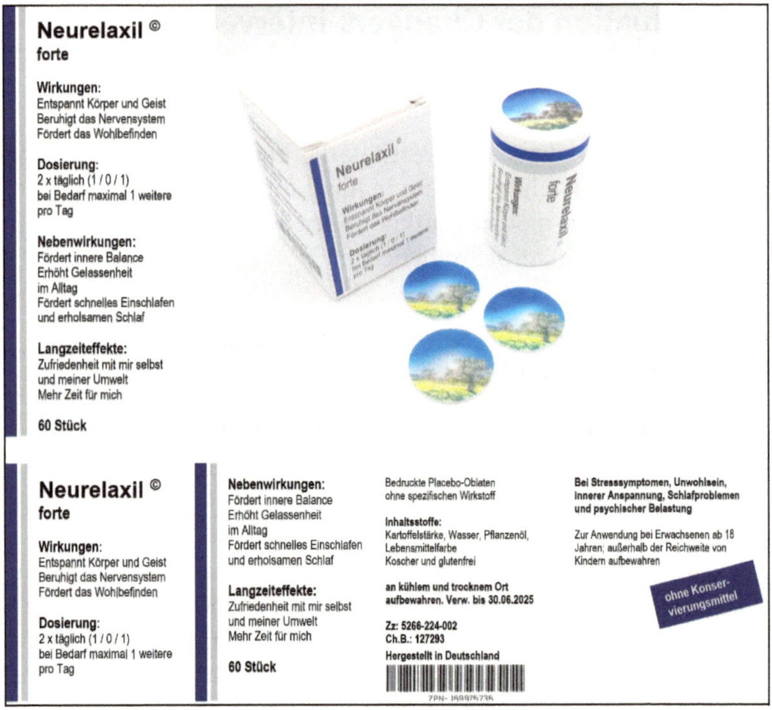

Abb. 10: Der für die Studie entwickelte Standard-Changer

Zur Studie wurden nur Studierende mit überdurchschnittlich hohen Stresswerten zugelassen. Der Behandlungszeitraum betrug drei Wochen, d. h., während die Proband:innen der Kontrollgruppe drei Wochen auf ihre Behandlung warteten, nahmen die Proband:innen der Gruppen 2 und 3 zweimal täglich ihre Neurelaxil-Changers bzw. individualisierten Changers ein (Abb. 10).

Die Effekte der Behandlung wurden mithilfe folgender sechs Kriterien auf Fragebögen erfasst:

- Stress (PSS-10 – Perceived Stress Scale)
- Depressivität (PHQ-8 – Patient Health Questionnaire)
- Ängstlichkeit (GAD-7 – Generalized Anxiety Disorder Scale)
- Lebenszufriedenheit (SWLS – Satisfaction with Life Scale)
- Wohlbefinden (WEMWBS – Warwick-Edinburgh Mental Well-being Scale)
- Schlafqualität (PSQI – Pittsburgh Sleep Quality Index).

Die Fragebögen wurden vor und nach der Behandlung ausgefüllt und als Nachbefragung noch einmal drei Monate nach Behandlungsabschluss.

Als moderierende Variablen, die die sechs Kriterien möglicherweise beeinflussen könnten, wurden zudem erfasst:

- Behandlungserwartungen (TEX-Q – Treatment Expectation Questionnaire)
- Selbstwirksamkeitserwartung (SWE – Skala zur allgemeinen Selbstwirksamkeitserwartung).

Ergebnisse

Sowohl in der Standard-Changers-Gruppe (Neurelaxil *forte*) als auch in der Gruppe der individualisierten Changers konnte im Hauptkriterium *Stressempfinden* nach drei Wochen eine statistisch höchst signifikante und in der Effektstärke bedeutsame Reduktion (hohe Effektstärke $d = 0.95$) im Vergleich zur Warte-Kontrollgruppe gemessen werden. Ebenso verbesserte sich das Nebenkriterium *Ängstlichkeit* signifikant in der Gruppe der Changers [individual]. Diese positiven Effekte erwiesen sich über einen Zeitraum von drei Monaten als stabil bei einer hohen (90%igen) Beteiligung an der Nachbefragung. Alle weiteren erhobenen Nebenkriterien (Wohlbefinden, Lebenszufriedenheit, Schlafstörungen und Depressivität) veränderten sich im Untersuchungszeitraum nicht signifikant.

Zudem wurde ein moderierender Effekt für die Selbstwirksamkeitserwartung gefunden. Probanden in der Warte-Kontrollgruppe, die eingangs eine hohe Selbstwirksamkeitserwartung hatten, reduzierten ihr Stresserleben stärker als jene, bei denen diese weniger stark war. Die Ausprägung der Behandlungserwartung – egal ob positiv oder negativ – hatte keinen Einfluss auf die gemessenen Veränderungen vor und nach der Behandlung.

Bewertung der Ergebnisse

1) Individualisierte Changers und ein standardisierter Changer (hier: Neurelaxil *forte*) sind eine wirksame Intervention zur Stressreduktion.
2) Individualisierte Changers können bei stark gestressten Menschen zudem die Ängstlichkeit reduzieren.

Diese beiden Befunde ermutigen dazu, die Changers als niederschwellige und kostengünstige Intervention auch in anderen Bereichen einzusetzen und ihre Effekte zu untersuchen.

3) Unsere Annahme, dass die Stressreduktion in der Gruppe der individualisierten Changers größer sei als in der Standardgruppe, konnte in dieser ersten Studie nicht bestätigt werden. Dennoch: Insgesamt war die Stressreduktion in der Gruppe der individualisierten Changers etwas stärker, zu erkennen im Vorher-nachher-Vergleich an einer statistisch höchst signifikanten höheren Effektstärke als in der Gruppe des Neurelaxil-Changers. Dort war der Wert nur signifikant und lag in der Effektstärke im mittleren Bereich. Dennoch war insgesamt betrachtet der direkte Vergleich beider Gruppen statistisch nicht signifikant. Eine mögliche Erklärung für die ausgebliebene stärkere Stressreduktionskraft der individualisierten Changers wurde in den in der Individualisierungssitzung erarbeiteten, ggf. weniger stressspezifischen Themen vermutet. Möglicherweise wurden nicht nur Stressreduktion, sondern auch andere Ziele für die Changers erarbeitet. In einer Untersuchung der personalisierten Changers-Dosen konnten jedoch keine Hinweise in diese Richtung gefunden werden.

   Um die wahrscheinliche individuelle Zielsetzung in entsprechenden Sitzungen zu erfassen und die Veränderungen für diese individuellen Ziele zu messen, soll in Folgestudien künftig die individuelle Zielerreichungsskala *GAS – Goal Attainment Scale* eingesetzt werden.[29]

17.2 Studie zur Wirksamkeit von Changers bei Kindern und Jugendlichen

Im Pilotprojekt Changers4Kids wurden 2024 zusammen mit einer Hand voll Praktikerinnen aus der Arbeit mit Kindern und Jugendlichen die Changers erstmals bei jungen Klient:innen eingesetzt.

29 Die im Rahmen dieser Studie verfassten Masterarbeiten von Schiele (2024), Liese (2024), Ketter (2024) und Nalezinski (2024) können über den Autor angefordert werden. Aktuelle Informationen zum Forschungsstand zu den Changers-Studien sind jederzeit unter www.mind-changers.de/forschung abrufbar.

Hierbei wurden die Changers in einer kindgerechten Variante grafisch angepasst. Während Jugendliche ab ca. 12 Jahren das Konzept eines offenen Placebos in der Regel bereits verstehen, erscheint es in den Altersstufen darunter angebracht, die Medizinmetapher eher nicht zu nutzen. Ein *Zauber-Chip* oder ein *essbares Helferlein* sind anschlussfähigere Metaphern. Zudem wollten wir verhindern, dass gerade junge Kinder mit einem altersbedingt geringeren Reflexions- und Abstraktionsvermögen die Idee eines Medikaments und damit die Annahme, medikationsbedürftig zu sein, schlucken.[30] Die ersten äußerst ermutigenden Praxiserfahrungen mit Kindern, Jugendlichen und ihren Familien wurden Ende 2024 auf der Kindertagung in Rottweil vorgestellt und bestärkten den Impuls, die Effekte wissenschaftlich zu untersuchen.

Zum Zeitpunkt der Arbeit an diesem Buch laufen die Vorbereitungen für eine in 2025 startende Evaluation zum Einsatz der Changers in der Arbeit mit jungen Klient:innen. Gemeinsam mit Prof. Enno Hermans, Dipl.-Psych. Stefan Beher und weiteren wissenschaftlichen Mitarbeitenden von der Medical School Hamburg soll die Changers-Intervention im Bereich der Kinder- und Jugendlichenpsychotherapie untersucht werden. Hierzu wird Kindern und Jugendlichen die Changers-Intervention in der Wartezeit auf Psychotherapie angeboten. Dabei soll vornehmlich die Frage beantwortet werden, welchen Effekt eine sechswöchige Behandlung mit individualisierten Changers auf die vorgestellten Probleme, Symptome und Störungen hat, und zwar sowohl in der Wartezeit auf eine psychotherapeutische Behandlung als auch während der darauffolgenden Psychotherapie selbst.

30 Ein praxisorientiertes Handbuch zum Einsatz der Changers bei jungen Menschen ist in Planung.

18 Ausblick

18.1 Den Erwartungseffekt in die Praxis bringen

Auf der Website des überregionalen DFG-Sonderforschungsbereichs »Treatment Expectation«[31] wird ausführlich die »Geschichte der Placeboforschung« dargestellt. Zum Ende des Beitrags benennen die Autor:innen als Zukunftsaufgabe: »Den Erwartungseffekt in die Praxis bringen«. Gleichermaßen trägt die 2025er-Konferenz der *Society for Interdisciplinary Placebo Studies* (SIPS)[32] den Titel »From the Mechanisms of Placebo Effects to Treatment: Translating Basic Science into Clinical Practice«.

Genau diese Übersetzung wissenschaftlicher Erkenntnis in die klinische Praxis ist mit der Entwicklung der Changers gelungen. Mit der Changers-Intervention steht Praktiker:innen aus Therapie, Coaching, Beratung, Psychiatrie und Psychosomatik erstmals eine marktreife, erprobte und wissenschaftlich evaluierte Methode zur Verfügung, die sowohl Erkenntnisse der Placeboforschung als auch bekannte therapeutische Wirkprinzipien in einer Intervention zusammenführt.

Changers sind das vermutlich erste Open-Label-Placebo für die Praxis, das im Gespräch auf die spezifische Situation der Klientin hin individualisiert wird.

In Psychotherapien können Changers einen Beitrag liefern, Veränderungsprozesse zu beschleunigen. In der psychiatrischen Praxis vermögen sie eine Alternative zu herkömmlichen Psychopharmaka zu bieten und einen Beitrag zur Reduktion übermäßigen Konsums von Psychopharmaka darzustellen. Sie stellen eine wirksame, nebenwirkungsarme und in ihren Wirkmechanismen nachvollziehbare Alternative zur chemischen Behandlung von psychischen Anliegen dar. Durch die Einbindung der Klientin in die Entwicklung ihres eigenen Präparats wird die Selbstwirksamkeitserwartung gesteigert und die Adhärenz gegenüber der Behandlung gestärkt.

Die Zeit ist reif für eine Intervention, die ihre Wirksamkeit nicht mittels esoterischer oder pseudowissenschaftlicher Erklärungen be-

---

31 Verfügbar unter: https://treatment-expectation.de/entdecken-mitmachen/erwartungen-nutzen/124-die-geschichte-der-placeboforschung [14.1.2025].
32 Verfügbar unter: www.placebosociety.org bzw. https://sips2025.eu/ [20.03.2025].

gründet, sondern mithilfe von theoretisch fundierten und wissenschaftlich untersuchten Prinzipien, nämlich der Placeboforschung und der Forschung zu den Wirkfaktoren von Psychotherapie. Viele unserer Klient:innen sind aufgeklärte, mündige und oft gut informierte Kund:innen, die von Placeboeffekten bereits gehört haben. Und jene, die noch nicht gut genug informiert sind, sollten über das menschliche Potenzial aufgeklärt werden, wie durch (offene) Placebos Empfinden, Verhalten und die entsprechenden körperlichen Korrelate beeinflusst werden können.

18.2 Wer heilt, hat recht?

Falsch. Wer heilt, heilt – und das ist schon mal gut. Er muss aber nicht zwingend recht in Bezug auf den postulierten Wirkmechanismus haben.

Recht hat diejenige, die nicht nur die Wirksamkeit nachweisen, sondern auch die Wirkmechanismen mit anerkannten und plausiblen Prinzipien erklären kann. Die Geschichte der Medizin ist voll von verworfenen Behandlungsformen und Erklärungsmodellen, weil die Forschung weitere Erkenntnisse erbracht hat. Wir sollten weitere wissenschaftliche Anstrengungen unternehmen, um die Wirkmechanismen zur Veränderung menschlichen Erlebens und Verhaltens noch besser zu verstehen. Wir sollten mutig sein, wenig plausible Wirkerklärungen wie homöopathische Theorien oder die Serotoninhypothese in der Depressionsbehandlung weiter herauszufordern, ggf. zu widerlegen und durch passendere Wirkerklärungen zu ersetzen. Wenn Scheinakupunktur gleich gut wirkt, wie die echte Akupunktur und beide bei Knie- und Rückenschmerzen besser wirken als die bis dato anerkannte Standardtherapie (Physiotherapie und medikamentöse Schmerztherapie), so sollte uns das zu denken geben und die bisher zur Verfügung gestellten Erklärungsansätze hinterfragen lassen!

Die Hinweise aus der Forschung mehren sich, dass unsere körpereigene Apotheke, unser körpereigener Arzt, unsere uns innewohnende Therapeutin ein großes Heilungs- und Veränderungspotenzial bereithält, das es zu aktivieren gilt – und zwar mithilfe therapeutischer Methoden, die aufgeklärte und wissenschaftlich überprüfbare Erklärungsmodelle nutzen.

Die Placeboforschung hat bei der Aufklärung einen großartigen Dienst geleistet und wird in den kommenden Jahren vermutlich weitere interessante Befunde zutage fördern und unser Verständnis vertiefen.

Ich wünsche mir ein Gesundheitssystem, in dem nicht einfach nur funktionierende Behandlungen finanziert werden, sondern vor allem jene, die funktionieren *und* die Wirkzusammenhänge nachvollziehbar erklären. SSRI zur Behandlung von leichten bis mittelgradigen Depressionen weiter zu verordnen und damit bestimmte Unternehmen weitere Milliarsdengewinne erzielen zu lassen, grenzt an gut geölten Kapitalismus-Schamanismus, der zwar auch heilt, aber ganz sicher nicht aufgrund der postulierten Erklärungen. Als Behandelnde und Helfende in Sachen psychsischer Gesundheit und Wohlbefinden sollten wir unter den wirksamen Mitteln und Methoden jene wählen, deren Wirkzusammenhänge nachvollziehbar begründet und gleichzeitig effizient sind.

Die Changers sind *ein* Ansatz, auf der psychischen Ebene die uns innewohnende Apothekerin/Ärztin/Therapeutin zu aktivieren, ohne mysteriöse und überkommene Erklärungen, sondern auf der Basis zurzeit bekannter psychologischer Wirkmechanismen.

Changers sind ein minimalinvasiver, niederschwelliger Ansatz, Menschen mit geringem Aufwand und nachvollziehbaren Erklärungsprinzipien in Veränderungsprozessen zu unterstützen. Sie sind eine kreative Intervention, die es leicht macht, auch schwere Themen veränderungsorientiert und humorvoll anzugehen.

18.3 Überdiagnostizierung, Übermedikalisierung, Übertherapierung

Die Zahl psychopathologisch diagnostizierter Menschen steigt seit Jahrzehnten an. Gleichermaßen steigt die Zahl jener, die mit Psychopharmaka oder/und Psychotherapie behandelt werden. Laut Padberg (2021) ist die psychische Belastung in der Bevölkerung über die letzten Jahrzehnte jedoch unverändert geblieben. Dennoch steigt die Häufigkeit diagnostizierter psychischer Erkrankungen immer weiter an. Wie ist das zu erklären?

Ein Grund für diesen Anstieg könnte, neben einem positiv zu wertenden gewachsenen Bewusstsein für psychische Themen, in der gewachsenen Anzahl möglicher psychiatrischer Diagnosen liegen. Während in den 1960er-Jahren nur 106 psychiatrische Diagnosen im DSM I aufgelistet waren, sind es in der aktuellen Version des DSM-5 rund 300. Die Zahl hat sich also in den letzten 60 Jahren knapp verdreifacht. Dies führt offenbar nicht nur zu einer differenzierteren, sondern vermutlich auch zu einer häufigeren Nutzung von Diagnosen. Da die am leichtesten verfügbare Therapie eine Medikation ist, wird entsprechend eine stetig wachsende Menge von Psychopharmaka verschrieben und eingenommen.

Laut Arzneiverordnungs-Report 2020 (Schwabe et al. 2020) stieg in den letzten knapp 30 Jahren die Zahl der verordneten Tagesdosen von Antidepressiva in Deutschland um 845 % von 200 Mio. (1991) auf 1,7 Mrd. (2020). Mit dieser Anzahl an Tagesdosen können über 4,5 Mio. Deutsche täglich und ohne Unterbrechung jahrein, jahraus Antidepressiva einnehmen – mit allen Risiken und Nebenwirkungen (wie z. B. sexueller Dysfunktion, gastrointestinalen Störungen, emotionaler Abflachung, Schlafstörungen) und möglichen Komplikationen beim Absetzen (wie z. B. Schwindel und Gleichgewichtsstörungen, Kopfschmerzen, Übelkeit und Müdigkeit, Reizbarkeit, Angst, Schlafstörungen, elektrische Schockgefühle und Parästhesien).

Neben der Überdiagnostizierung und Übermedikalisierung sprechen manche Fachleute inzwischen schon von einer Übertherapierung. Viele Herausforderungen, die das Leben beschert, scheinen heute einer Diagnose würdig und einer Therapie bedürftig zu sein. Nicht zuletzt steigt auch die Zahl junger Menschen, die als psychisch krank gelabelt werden und Medikamente oder Psychotherapie erhalten, immer weiter an. Probleme werden schnell aus der Normalität heraus ins Kranksein verfrachtet. Der Gang zum Therapeuten scheint für viele eine neue Normalität geworden zu sein.[33]

18.4 Changers als Selbsthilfe-Tool

Was können Open-Label-Placebos im Allgemeinen und Changers im Besonderen hier leisten?

Changers können und sollen nicht eine verantwortungsvoll eingesetzte Medikation ersetzen. Sie sind auch nicht dazu da, die vielen wertvollen Veränderungsprozesse zu ersetzen, die im Kontakt, im Gespräch und in der Reflexion mit einem hierfür ausgebildeten Mitmenschen entstehen. Zahlreiche Entwicklungsprozesse ergeben sich

33 Eine erhellende Darstellung der Dynamiken dieser Pathologisierung am Beispiel der »Volkskrankheit Depression« findet sich in Thorsten Padbergs wegweisendem Buch *Die Depressionsfalle: Wie wir Menschen für krank erklären, statt ihnen zu helfen* (Padberg 2021).

erst im Austausch mit einer präsenten und mitfühlenden Zuhörerin, die im rechten Moment eine gute Frage stellt und hilfreiche Methoden einsetzen kann, die die Hilfe suchende Person weiterbringen mögen. Aber nicht immer ist professionelle Unterstützung verfügbar und nicht immer ist ein Coaching oder eine Therapie mit der dazugehörenden Diagnose auch »not-wendig«. Oft reichen der Wille zur Veränderung und ein gutes Tool aus, um Entwicklung anzustoßen und gewünschte Ziele zu erreichen.

Standardisierte und individualisierte Changers stellen solche Tools zur Verfügung, mit denen Menschen sich selbst helfen können. In unserer Studie zur Wirksamkeit von Changers zur Stressreduktion wurde durch die dreiwöchige Einnahme unseres Standard-Changers »Neurelaxil *forte*« – auch ohne ein Coachinggespräch – ein deutlicher Trend in der Stressreduktion gemessen! Dieses Ergebnis ermutigt, Changers als Selbsthilfe-Tool weiter einzusetzen und zu erforschen. Zudem sollte die Wirksamkeit der individualisierten Changers weiter untersucht werden, die auch ohne die Unterstützung von Therapeut:in oder Coach mit einer Kurzanleitung eigenständig hergestellt werden können.

19 Probieren geht über Studieren

Changers stellen eine kostengünstige, niederschwellige und nebenwirkungsarme Möglichkeit dar, sich selbst zu helfen. Sie können dazu beitragen, den wachsenden Wunsch nach professioneller Unterstützung und Medikation abzufedern und sich im Sinne der Prävention frühzeitig positiv auszurichten. Changers können nicht nur therapeutische Prozesse effektiver machen, als Selbsthilfe-Tool haben sie zudem das Potenzial, die Ausgaben im Gesundheitssystem zu verringern und die gesundheitlichen Folgen einer Übermedikation zu reduzieren.

Hast du Lust bekommen, Changers in deinem Arbeitsfeld auszuprobieren? Changers als Open-Label-Placebos für die Praxis sind eine innovative Intervention, die noch in vielen Feldern etabliert und erforscht werden kann, z. B.:

- in der Jugendhilfe
- in der Suchtbehandlung
- in der psychiatrischen Praxis
- in Teamprozessen
- in der Rehabilitation und Begleitung somatischer Heilungsprozesse.

Wenn du Lust bekommen hast, deine Praxis mit der Changers-Intervention zu bereichern, überleg dir, ob du sie in einem bereits laufenden oder einem neu startenden Prozess einsetzen willst. Neben der Lektüre dieses Buches kann eine Changers-Schulung eine hilfreiche Vorbereitung sein. Wenn Anwendungsfragen entstehen, die dieses Buch oder eine Schulung nicht beantworten konnten, lade ich ein, meine Sprechstunde für Praktiker:innen zu besuchen. Termine finden sich auf der Website www.mind-changers.de/pro.

Ich wünsche dir gutes Gelingen und Erfüllung im Begleiten von Veränderungsprozessen mit den Changers!

Frederic Linßen
Bielefeld, im Februar 2025

Danksagung

Dank gebührt vielen Personen, die zur Entwicklung der Intervention, des Unternehmens und des Buchs beigetragen haben. Insbesondere danke ich:

- Ben Furman für seine Inspiration zur Changers-Intervention und seine hilfreichen Tipps und Infos rund um die Themen Erwartungssteigerung, Placebo und Co;
- Corinna Ketter für ihre hilfreichen Kommentare und Korrekturen zum Manuskript;
- den zahlreichen Teilnehmenden meiner Seminare, die mir durch ihre Fragen und Anmerkungen geholfen haben, die Wirkprinzipien der Intervention besser zu verstehen;
- Stefan Schmidt und Johannes Fendel (vom Universitätsklinikum Freiburg) sowie Enno Hermans und Stefan Beher (von der Medical School Hamburg) für die Kooperationen zu den wissenschaftlichen Untersuchungen der Changers-Intervention;
- Hans-Jürgen Balz für seinen Hinweis zur Unterscheidung zwischen Zielbild und Ressourcenbild;
- Richard Besenhofer, meinem zu früh verstorbenen Freund und Mentor aus Milwaukee, für äußerst lehrreiche und amüsante Stunden;
- Steve de Shazer und Insoo Kim Berg für ihre Pionierarbeit in der lösungsfokussierten Kommunikation;
- Veronika Licher für ihre detailreiche, geduldige und unermüdliche Arbeit, ihre sorgfältige Begleitung und ihren geschulten Blick beim Redigieren des Textes.

Ressourcen

Leitfaden zur Entwicklung der Changers mit Klient:innen

Die Changers-Intervention – das psychologische Autosuggestivum

Nachdem in SMARTer Weise über die zu entwickelnden Veränderungen/Ziele/Fähigkeiten gesprochen wurde, leite die *Changers-Intervention ein:*

Die Wundermittelfrage

»Angenommen, nur mal angenommen, es gäbe ein Wundermittel, das bewirkt, dass all die Eigenschaften und Fähigkeiten gestärkt werden/wachsen, die du brauchst, um deine Probleme zu überwinden, deine Ziele zu erreichen und das Leben zu führen, das du leben willst … Und mal angenommen, dieses Präparat hätte ausschließlich positive Wirkungen. Würdest du es nehmen?« [Ja.] »Okay, dann habe ich etwas für dich …«

Zeig eine Dose und ein paar Changers und erkläre das Prinzip:
»Wir werden jetzt gemeinsam ein individuelles, arzneiähnliches Präparat entwickeln, eine Art psychologisches Autosuggestivum, das dir helfen wird …« (nutze die positiven Zielschlüsselworte).

Bereit? Womit starten?

»Bist du bereit, mit mir deine Changers zu entwickeln/maßzuschneidern …?« [Ja.]

»Womit möchtest du starten? Mit Bild/Symbol, Präparatnamen oder Wirkungen?«

Wirkungen

»Welche drei (Haupt-)Wirkungen hat Präparat XY?« (steigert/fördert/macht …)

Nebenwirkungen

»Welche drei positiven Nebenwirkungen hat es?« (Nice to have, on top, netter Nebeneffekt)

Langzeiteffekte

»Angenommen wir sehen uns in __ Monaten wieder, Präparat XY hat seinen Job getan und du hast es abgesetzt, weil du es nicht mehr brauchst,

… was wird in __ Monaten anders sein? Welche drei positiven Langzeiteffekte hat es?«

Das Bild

»Wenn du an [Ziel/Veränderung/Fähigkeit] denkst, welches Bild/Symbol kommt dir in den Sinn? Ein Bild/Foto, das du vielleicht schon hast, das du malen oder mit KI generieren kannst (z. B. aus der Natur [Tier, Pflanze, Landschaft] *oder eine Farbe, Form, Situation, einen Satz)?«*

Name und Zusatz

»Was wäre ein guter Name für dein Präparat/deine Changers?« Wenn dein Klient Schwierigkeiten hat, einen Namen zu finden, hilf ihm auf die Sprünge und albere ein wenig mit ihm über mögliche Namen: *»Arzneimittel enden oft auf: -in, -phen, -zym, -al, -xan, -en, -ax, -ex, -med … Man könnte es lateinisch/englisch klingen lassen«* (nutze z. B Übersetzungsprogramme, um lateinische/englische Wörter zu finden; gib, wenn nötig, Beispielnamen).

Die meisten Präparate haben einen Zusatz (Wirkart): akut/retard/forte/complex/plus/depot/express. Dieser kann auch individuell = nicht medizinisch sein (federleicht, extraklar).

Eine Zahl (Wirkstärke): 400/800/1000 …

Dosierung/Einnahmezeitraum

Dosierung: *»Wann/wie oft (pro Tag) wirst du Präparat XY einnehmen, um eine bestmögliche Wirkung zu erzielen? __/__/__/nach Bedarf. Über welchen Zeitraum? Bis du es nicht mehr brauchst?«* (30er/60er/90er-Packung)

Einnahmeprozedur

»Wo stehen deine Changers? Wie genau nimmst du sie ein?

Eher ex und hopp oder mit ein wenig Zeit, eher achtsam, bewusst und kontemplativ?«

Überdosierung

»Angenommen, du nimmst unbeabsichtigt 2–3 Stück auf einmal, … was könnte dann bestenfalls/schlimmstenfalls passieren?« 😉

Farbstreifen: rot, grau, grün, orange, blau, gelb, purpurrot oder schwarz?
Andere Farbwünsche ins Kommentarfeld zur Bestellung eintragen.

Abschluss

- ☐ *»Ich maile dir den Text fürs Etikett (bitte prüfen), du mailst mir zeitnah das Bild.«*
- ☐ Versandadresse:
- ☐ *»Bitte einnehmen, wie wir es besprochen haben. Wie verbleiben wir? Nächster Termin?«*

Nach Erhalt von Bild und ggf. Textkorrektur kann die Bestellung durch die Therapeut:in erfolgen.

Leitfaden zur Entwicklung von Changers für dich

Nimm dir ein wenig Zeit für dich, um dein Ziel, dein Zielbild und deine Changers auszuarbeiten (mind. 15 Min. bis max. 45 Min.).

Diese Minuten sind gut investierte Zeit in dein Glück, deine Zufriedenheit.

- **Zielklärung/Zielschärfung**

Selbst wenn du schon weißt, was dein Ziel ist, beginne damit, dir detailliert vorzustellen, was sich alles verändern, was besser werden soll.

Die folgenden Fragen werden dir dabei helfen. Beachte bitte zwei Punkte:

Nutze positive Beschreibungen und Vorstellungen, d. h., frage dich nicht: »Was wird nicht mehr sein?«, sondern beschreibe: »Was wird stattdessen da sein/möglich sein?«

Beschreibe nicht die Schritte, wie du diese Veränderung schaffst, sondern erstmal nur, wie deine Zukunft idealerweise aussieht. Was ist alles möglich?

- **Also, los geht's!**

Hier kommen ein paar vorbereitende Fragen (beantworte jede einzelne).

»Angenommen, deine Changers helfen dir, all das zu erreichen, was du dir vorstellst, ... was werden für dich oder für andere wichtige Menschen die ersten klaren Zeichen sein, dass du dort angekommen bist? Was noch? Und weiter? Was noch?

Was ist das Gute daran, wenn du da hinkommst? Warum ist dir das so wichtig? Was hast du davon? Was noch? Und weiter? Was noch?

Welche Fähigkeit/Eigenschaft brauchst du/musst du ausbauen, damit du diesem Ziel näherkommst?

Wann hattest du das letzte Mal schon ein wenig von diesem Zielzustand/von dieser Fähigkeit/Eigenschaft? Wie war das für dich?

Du hast dich entschieden, die Changers zu nutzen, weil du glaubst/weißt, dass diese Veränderung möglich ist. Was genau sagt dir, woher weißt du, dass diese Veränderung möglich ist? Was noch? Und weiter? Was noch?«

- **Wirkungen (120 Zeichen)**

»Was soll dein Changer verändern?
Welche drei (Haupt-)Wirkungen hat dein Präparat?« (Es steigert/fördert/macht …)

- **Nebenwirkungen (120 Zeichen)**

»Welche drei positiven Nebenwirkungen hat er?« (Als nice to have, on top oder tollen Zusatzeffekt)

- **Langzeiteffekte (120 Zeichen)**

»Angenommen, deine Changers haben dir geholfen …

Welche Veränderungen wirst du in 6 oder 12 Monaten beobachten können?

Welche drei positiven Langzeiteffekte sollen sie haben?«

- **Finde dein Zielbild**

Ein Bild sagt mehr als tausend Worte und ist eine kraftvolle Zutat für die Veränderung.

Nachdem du die folgende Frage gelesen hast, schließ für eine Weile deine Augen …

»Wenn du an dein eben beschriebenes Ziel denkst, an den Zustand, den du erreichen, bzw. an die Fähigkeit/Eigenschaft, die du ausbauen willst …, welches Bild, welches Symbol aus der Natur, aus deiner Umwelt, deiner Umgebung kommt dir da spontan in den Kopf? Vielleicht ist es auch kein Ding, vielleicht ist es eine Form, eine Farbe, ein Wort?«

Wenn du über das Bild überrascht bist – wunderbar!

Dein kreatives Unterbewusstes hat es dir geschenkt und es hat Bedeutung.

Wenn dir mehrere Bilder in den Kopf kommen oder keins, dann nimm dir etwas mehr Zeit. Vielleicht ist es besser, diese Frage nach dem Bild ein wenig sacken zu lassen und im Laufe der nächsten Stunden oder ein bis zwei Tage zu schauen, welche Bilder erscheinen mögen.

Wenn dir deine Veränderung wichtig ist, nimmst du die Frage mit in den Alltag und dir wird früher oder später ein Bild kommen. Bleib einfach an dieser Frage dran und stell sie dir mehrmals am Tag: »Welches Bild symbolisiert mein Ziel?«

Falls es mehrere Bilder sind, können sie vielleicht alle auf deinem Changer Platz finden, kombiniert werden, oder du findest ein Symbol, das die Bilder, die Qualitäten vereint.

Vielleicht ergibt es Sinn, einen zweiten Changer herzustellen.

Wenn dir ein Bild eingefallen ist, überleg dir, wo du es findest. Vielleicht hast du ein Foto davon oder du kannst es noch fotografieren. Vielleicht möchtest du es malen oder du findest es im Internet. Du kannst auch einen Bildgenerator auf der Basis einer KI nutzen.

Lizenzfreie, d. h. kostenlos zu verwendende Bilder gibt es ebenfalls im Internet.

- **Name und Zusatz**

»Was wäre ein guter Name für dein Präparat/deine Changers?« Der Begriff kann die Wirkung erahnen lassen (z. B. Leichtigkeit, Selbstvertrauen, Power-Chips).

Er kann medizinisch klingen (z. B. Curiositas, Aurea tempora C30, Sprintex).

Er darf lustig sein (z. B. Let's fetz, Souveränimed, Mc Prof.).

Er kann so individuell sein, dass niemand außer dir weiß, worum es geht (z. B. Chillomed.now, Opportunitizer, Auf und davon!).

»Soll der Name medizinisch klingen?«

Arzneimittel enden oft auf: -in, -phen, -zym, -al, -xan, -en, -ax, -ex, -med, ...

Man könnte den Namen auch lateinisch oder englisch klingen lassen. (Nutze bei Bedarf Wörterbücher oder Online-Übersetzer, um lateinisch/englisch klingende Worte zu finden; gib wenn nötig Beispielnamen ein.)

Die meisten Präparate haben einen Zusatz (Wirkart): *akut/retard/forte/complex/plus/depot/express.*

Der Zusatz darf auch individuell = nicht medizinisch sein (federleicht, extraklar).

»Und wie wäre es mit einer Milligrammzahl für die Wirkstärke: 400/800/1000 …?«

- **Dosierung/Einnahmezeitraum**

Dosierung: »Wann/wie oft (pro Tag) wirst du Präparat XY einnehmen, um die bestmögliche Wirkung zu erzielen? Morgens, mittags, abends und/oder nach Bedarf?
Wie lange glaubst du, wirst du deine Changers brauchen, bis du dein Ziel erreicht hast?«

Berechne entsprechend der täglichen Dosis und des Zeitraums die Packungsgröße: 30er-/60er-/90er-Packung.

- **Einnahmeprozedur**

»Wo stehen deine Changers? Und wie genau nimmst du sie ein? Eher ex und hopp oder mit ein wenig Zeit, eher achtsam, bewusst und kontemplativ?«

- **Überdosierung**

»Angenommen, du nimmst unbeabsichtigt 2–3 Stück auf einmal, … was könnte dann bestenfalls/schlimmstenfalls passieren?«

- **Farbstreifen**

»Welche Farbe soll der Streifen am oberen Ende der Dose haben: rot, grau, grün, orange, blau, gelb, purpurrot oder schwarz?«

Andere Farbwünsche lassen sich auf Anfrage ins Kommentarfeld zur Bestellung schreiben.

- **Abschluss**

Trage die Informationen in die entsprechenden Felder der Bestellmaske ein.

Lade das Bild hoch und klicke auf »Daten speichern und bestellen«.

Im nächsten Schritt gibst du die Packungsgröße, die Farbe und deine Adresse ein.

Wichtig: Bitte nimm deine Changers so ein, wie du es dir aufgetragen hast.

Literatur

Arabnejad, M., M. Bagheri a. G. Askarizadeh (2022): Imagery-based Cognitive Therapy for patients with persistent depressive disorder: A hermeneutic single-case efficacy design. *Preventive Care In Nursing and Midwifery Journal* 12 (3): 24–40. Verfügbar unter: https://doaj.org/article/57fa92f638bc4eb3968da253e9eedced [20.03.2025].

Ariel, G. a. W. Saville (1972): Anabolic steroids: the physiological effect of placebos. *Medicine & Science in Sports & Exercise* 4 (2): 124–126. DOI: https://doi.org/10.1249/00005768-197200420-00015.

Bailly, J. S., B. Franklin, A. L. Lavoisier, J.-I. Guillotin a. C. Majault (1784): Rapport des commissaires chargés par le Roi de l'examen du magnétisme animal. Paris (Imprimerie Royale).

Barber, J. P., P. Crits-Christoph a. L. Luborsky (1996): Effects of therapist adherence and competence on patient outcome in brief dynamic therapy. *Journal of consulting and clinical psychology* 64 (3): 619–622. DOI: https://doi.org/10.1037//0022-006X.64.3.619.

Beecher, H. (1955): The powerful placebo. *Journal of the American Medical Association* 159 (17): 1602–1606. DOI: https://doi.org/10.1001/JAMA.1955.02960340022006.

Beedie, C. J., E. M. Stuart, D. A. Coleman a. A. J. Foad (2006): Placebo effects of caffeine on cycling performance. *Medicine & Science in Sports & Exercise* 38 (12): 2159–2164. DOI: https://doi.org/10.1249/01.mss.0000233805.56315.a9.

Berg, I. K. u. S. D. Miller (2018): Kurzzeittherapie bei Alkoholproblemen. Heidelberg (Carl-Auer), 8. Aufl.

Bingel, U., M. Schedlowski u. H. Kessler (2019): Placebo 2.0: Die Macht der Erwartung: Medizin, Sport, Werbung, Bildung, Kunst. Zürich (Rüffer et Rub).

Bingel, U., V. Wanigasekera, K. Wiech, R. Ni Mhuircheartaigh, M. C. Lee, M. Ploner a. I. Tracey (2011): The effect of treatment expectation on drug efficacy: imaging the analgesic benefit of the opioid remifentanil. *Science translational medicine* 3 (70): 70ra14. DOI: https://doi.org/10.1126/scitranslmed.3001244.

Boucherie, P. (1875): Mélanges latins et bas-latins. *Revue des Langues Romanes* 7: 1–71.

Branthwaite, A. a. P. Cooper (1981): Analgesic effects of branding in treatment of headaches. *British Medical Journal (Clinical research ed.)* 282 (6276): 1576–1578. DOI: https://doi.org/10.1136/bmj.282.6276.1576.

Buergler, S., D. Sezer, N. Bagge, I. Kirsch, C. Locher, C. Carvalho a. J. Gaab (2023): Imaginary pills and open-label placebos can reduce test anxiety by means of placebo mechanisms. *Scientific reports* 13 (1): 2624. DOI: https://doi.org/10.1038/s41598-023-29624-7.

Cai, L. a. L. He (2019): Placebo effects and the molecular biological components involved. *General psychiatry* 32 (5): e100089. DOI: https://doi.org/10.1136/gpsych-2019-100089.

Carvalho, C., J. M. Caetano, L. Cunha, P. Rebouta, T. J. Kaptchuk a. I. Kirsch (2016): Open-label placebo treatment in chronic low back pain: a randomized controlled trial. *Pain* 157 (12): 2766–2772. DOI: https://doi.org/10.1097/j.pain.0000000000000700.

Castonguay, L. G., J. F. Boswell, M. J. Constantino, M. R. Goldfried a. C. E. Hill (2010): Training implications of harmful effects of psychological treatments. *The American psychologist* 65 (1): 34–49. DOI: https://doi.org/10.1037/a0017330.

Colloca, L. a. J. Howick (2018): Placebos without deception: Outcomes, mechanisms, and ethics. *International review of neurobiology* 138: 219–240. DOI: https://doi.org/10.1016/bs.irn.2018.01.005.

Craen, A. J. de, P. J. Roos, A. L. de Vries a. J. Kleijnen (1996): Effect of colour of drugs: Systematic review of perceived effect of drugs and of their effectiveness. *BMJ (Clinical research ed.)* 313 (7072): 1624–1626. DOI: https://doi.org/10.1136/bmj.313.7072.1624.

Cullen, W. (1772): Lectures on the Materia Medica. London (T. Lowndes).

Duncan, B. L. a. S. D. Miller (2000): The client's theory of change: Consulting the client in the integrative process. *Journal of Psychotherapy Integration* 10 (2): 169–187. DOI: https://doi.org/10.1023/A:1009448200244.

Evers, A. W. M., L. Colloca, C. Blease, M. Annoni, L. Y. Atlas, F. Benedetti, U. Bingel, C. Büchel, C. Carvalho, B. Colagiuri, A. J. Crum, P. Enck, J. Gaab, A. L. Geers, J. Howick, K. B. Jensen, I. Kirsch, K. Meissner, V. Napadow a. J. M. Kelley (2018): Implications of placebo and nocebo effects for clinical practice: Expert consensus. *Psychotherapy and psychosomatics* 87 (4): 204–210. DOI: https://doi.org/10.1159/000490354.

Faasse, K., L. R. Martin, A. Grey, G. Gamble a. K. J. Petrie (2016): Impact of brand or generic labeling on medication effectiveness and side effects. *Health psychology: official journal of the Division of Health Psychology, American Psychological Association* 35 (2): 187–190. DOI: https://doi.org/10.1037/hea0000282.

Fendel, J. C., C. Tiersch, P. Sölder, J. Gaab a. S. Schmidt (2024 preprint): Effects of open-label placebos across outcomes and populations: An updated systematic review and meta-analysis of randomized controlled trials. DOI: https://doi.org/10.21203/rs.3.rs-5216072/v1.

Flückiger, C., A. C. Del Re, B. E. Wampold a. A. O. Horvath (2018): The alliance in adult psychotherapy: A meta-analytic synthesis. *Psychotherapy (Chicago, Ill.)* 55 (4): 316–340. DOI: https://doi.org/10.1037/pst0000172.

Franzen, G. u. K.-H. Menzen (Hrsg.). (2022): Rezeptive Kunsttherapie. Baden-Baden (Karl Alber). DOI: https://doi.org/10.5771/9783495999318.

Fuchs, T. a. J. Schlimme (2009): Embodiment and psychopathology: a phenomenological perspective. *Current Opinion in Psychiatry* (22): 570–575.

Furman, B. (2024): Ich schaffs! Spielerisch und praktisch Lösungen mit Kindern finden – das 15-Schritte-Programm für Eltern, Erzieher und Therapeuten. Heidelberg (Carl-Auer), 10. Aufl.

Geurtzen, N., G. P. J. Keijsers, J. C. Karremans, B. G. Tiemens a. G. J. M. Hutschemaekers (2020): Patients' perceived lack of goal clarity in psychological treatments: Scale development and negative correlates. *Clinical psychology & psychotherapy* 27 (6): 915–924. DOI: https://doi.org/10.1002/cpp.2479.

Grawe, K. (1998): Psychologische Therapie. Göttingen (Hogrefe).

Graz, B. (2008): Let us call it »Curabo Effect«. Verfügbar unter: https://www.bmj.com/rapid-response/2011/11/01/let-us-call-it-%E2%80%9Ccurabo-effect%E2%80%9D [22.11.2024].

Haake, M., H.-H. Müller, C. Schade-Brittinger, H. D. Basler, H. Schäfer, C. Maier, H. G. Endres, H. J. Trampisch a. A. Molsberger (2007): German Acupuncture Trials (GERAC) for chronic low back pain: randomized, multicenter, blinded, parallel-group trial with 3 groups. *Archives of internal medicine* 167 (17): 1892–1898. DOI: https://doi.org/10.1001/archinte.167.17.1892.

Hargens, J. (2012): Kundige Menschen sind HeldInnen. Lösungs- und ressourcenorientierte Arbeit; Einblicke – Orientierungen – Möglichkeiten. Dortmund (Borgmann).

Haley, J. (1993): Uncommon therapy: The psychiatric techniques of Milton H. Erickson. M. D. New York (W. W. Norton).

Harvey, A. G., C. A. Callaway, G. G. Zieve, N. B. Gumport a. C. C. Armstrong (2022): Applying the science of habit formation to evidence-based psychological treatments for mental illness. *Perspectives on psychological science: a journal of the Association for Psychological Science* 17 (2): 572–589. DOI: https://doi.org/10.1177/1745691621995752.

Hoenemeyer, T. W., T. J. Kaptchuk, T. S. Mehta a. K. R. Fontaine (2018): Open-Label Placebo Treatment for cancer-related fatigue: A randomized-controlled clinical trial. *Scientific reports* 8 (1): 2784. DOI: https://doi.org/10.1038/s41598-018-20993-y.

Hornung, W. P., R. Feldmann, K. Schonauer, A. Schäfer, H. S. Mönking, S. Klingberg u. G. Buchkremer (1999): Psychoedukativ-psychotherapeutische Behandlung von schizophrenen Patienten und ihren Bezugspersonen. II. Ergänzende Befunde der 2-Jahres-Katamnese [Psychoeducational-psychotherapeutic treatment of schizophrenic patients and their caregivers. II. Supplementary findings at a 2-year follow-up]: *Der Nervenarzt* 70 (5): 444–449. DOI: https://doi.org/10.1007/s001150050460.

Horvath, A. O., A. C. Del Re, C. Flückiger a. D. Symonds (2011): Alliance in individual psychotherapy. *Psychotherapy* 48 (1): 9–16. DOI: https://doi.org/10.1037/a0022186.

Hubble, M. A., B. L. Duncan u. S. D. Miller (Hrsg.) (2001): Systemische Studien: Bd. 21. So wirkt Psychotherapie: Empirische Ergebnisse und praktische Forderungen. Dortmund (Modernes Lernen).

Kam-Hansen, S., M. Jakubowski, J. M. Kelley, I. Kirsch, D. C. Hoaglin, T. J. Kaptchuk a. R. Burstein (2014): Altered placebo and drug labeling changes the outcome of episodic migraine attacks. *Science translational medicine* 6 (218): 218ra5. DOI: https://doi.org/10.1126/scitranslmed.3006175.

Kang, H., M. Miksche u. D.-M. Ellingsen (2022): Association between personality traits and placebo effects: A preregistered systematic review and meta-analysis. *Pain* 163 (12): e1220–e1233. DOI: https://doi.org/10.1097/j.pain.0000000000002753.

Kaptchuk, T. J., E. Friedlander, J. M. Kelley, M. N. Sanchez, E. Kokkotou, J. P. Singer, M. Kowalczykowski, F. G. Miller, I. Kirsch a. A. J. Lembo (2010): Placebos without deception: a randomized controlled trial in irritable bowel syndrome. *PLOS ONE* 5 (12): e15591. DOI: https://doi.org/10.1371/journal.pone.0015591.

Kaptchuk, T. J. (2011): Placebo studies and ritual theory: a comparative analysis of Navajo, acupuncture and biomedical healing. *Philosophical transactions of the Royal Society of London. Series B, Biological sciences* 366 (1572): 1849–1858. DOI: https://doi.org/10.1098/rstb.2010.0385.

Kaptchuk, T. J. (2018): Open-Label Placebo: Reflections on a research agenda. *Perspectives in biology and medicine,* 61 (3): 311–334. DOI: https://doi.org/10.1353/pbm.2018.0045.

Kelley, J. M., T. J. Kaptchuk, C. Cusin, S. Lipkin a. M. Fava (2012): Open-label placebo for major depressive disorder: A pilot randomized controlled trial. *Psychotherapy and psychosomatics* 81 (5): 312–314. DOI: https://doi.org/10.1159/000337053.

Kernberg, O. F. (2024): Treatment objectives, memory, and desire. *Psychodynamic psychiatry* 52 (2): 136–149. DOI: https://doi.org/10.1521/pdps.2024.52.2.136.

Ketter, C. (2024): Der Einfluss einer individualisierten, lösungsfokussierten Open-Label-Placebo-Intervention auf Stress bei Studierenden [Masterarbeit]. Köln (Universität zu Köln).

Kirsch, I., B. J. Deacon, T. B. Huedo-Medina, A. Scoboria, T. J. Moore a. B. T. Johnson (2008): Initial severity and antidepressant benefits: a meta-analysis of data submitted to the Food and Drug Administration. *PLOS Medicine* 5 (2): e45. DOI: https://doi.org/10.1371/journal.pmed.0050045.

Kleine-Borgmann, J., K. Schmidt, A. Hellmann a. U. Bingel (2019): Effects of open-label placebo on pain, functional disability, and spine mobility in patients with chronic back pain: a randomized controlled trial. *Pain* 160 (12): 2891–2897. DOI: https://doi.org/10.1097/j.pain.0000000000001683.

Kube, T., V. E. Hofmann, J. A. Glombiewski a. I. Kirsch (2021): Providing open-label placebos remotely. A randomized controlled trial in allergic rhinitis. *PLOS ONE* 16 (3): e0248367. DOI: https://doi.org/10.1371/journal.pone.0248367.

Lally, P., C. H. M. van Jaarsveld, H. W. W. Potts a. J. Wardle (2010): How are habits formed: Modelling habit formation in the real world. *European Journal of Social Psychology* 40 (6): 998–1009. DOI: https://doi.org/10.1002/ejsp.674.

Liese, P. (2024): Der Einfluss von Open-Label-Placebo Interventionen auf das Wohlbefinden von Studierenden [Masterarbeit]. Freiburg (Albert-Ludwigs-Universität Freiburg).

Linde, K., C. Friedrichs, A. Alscher, S. Wagenpfeil, K. Meissner a. A. Schneider (2014): The use of placebo and non-specific therapies and their relation to basic professional attitudes and the use of complementary therapies among German physicians – a cross-sectional survey. *PLOS ONE* 9 (4): e92938. DOI: https://doi.org/10.1371/journal.pone.0092938.

Ludewig, K. (1988): Nutzen, Schönheit, Respekt – Drei Grundkategorien für die Evaluation von Therapien. *System Familie* (1): 103–114. Verfügbar unter: https://www.kurtludewig.de/Downloads/17%20Drei%20Kriterien%201988.pdf [22.11.2024].

McMullen, L. M. a. D. Tay (2023): Research review of psychotherapists' use of metaphors. *Psychotherapy* 60 (3): 255–265. DOI: https://doi.org/10.1037/pst0000473.

Miller, S. D. a. I. K. Berg (1997): The miracle method: A radical new approach to problem drinking. New York (Norton).

Miller, S. D., M. A. Hubble a. D. L. Chow (2020): Better results: Using deliberate practice to improve therapeutic effectiveness. Washington, DC (American Psychological Association). Verfügbar unter: https://psycnet.apa.org/search/display?id=8a61adb5-80c8-b0b6-3023-ac0413ea4363&recordId=4&tab=PB&page=1&display=25&sort=PublicationYearMSSort%20desc,AuthorSort%20asc&sr=1 [20.03.2025].

Mondaini, N., P. Gontero, G. Giubilei, G. Lombardi, T. Cai, A. Gavazzi a. R. Bartoletti (2007): Finasteride 5 mg and sexual side effects: how many of these are related to a nocebo phenomenon? *The journal of sexual medicine* 4 (6): 1708–1712. DOI: https://doi.org/10.1111/J.1743-6109.2007.00563.X.

Mora, M. S., Y. Nestoriuc a. W. Rief (2011): Lessons learned from placebo groups in antidepressant trials. *Philosophical transactions of the Royal Society of London. Series B, Biological sciences* 366 (1572): 1879–1888. DOI: https://doi.org/10.1098/rstb.2010.0394.

Nalezinski, D. (2024): Der moderierende Einfluss von Selbstwirksamkeit und Behandlungserwartung bei einer offenen Placebo-Intervention auf Stress bei Studierenden [Masterarbeit]. Köln (Universität zu Köln).

Neumeyer, A. (2020): Positive Psychologie für Kinder und Jugendliche. 60 Übungen für mehr Mut, Glück und Zufriedenheit [Kartenset]. Weinheim (Beltz).

Nienhuis, J. B., J. Owen, J. C. Valentine, S. Winkeljohn Black, T. C. Halford, S. E. Parazak, S. Budge a. M. Hilsenroth (2018): Therapeutic alliance, empathy, and genuineness in individual adult psychotherapy: A meta-analytic review. *Psychotherapy research: journal of the Society for Psychotherapy Research* 28 (4): 593–605. DOI: https://doi.org/10.1080/10503307.2016.1204023.

Nitzan, U., G. Carmeli, Y. Chalamish, Y. Braw, I. Kirsch, D. Shefet, I. Krieger, S. Mendlovic, Y. Bloch a. P. Lichtenberg (2020): Open-Label placebo for the treatment of unipolar depression: Results from a randomized controlled trial. *Journal of affective disorders* 276: 707–710. DOI: https://doi.org/10.1016/j.jad.2020.07.077.

Olliges, E., S. Stroppe, A. Haile, F. Reiß, M. Malhis, S. A. Funke a. K. Meissner (2022): Open-Label Placebo Administration decreases pain in elderly patients with symptomatic knee osteoarthritis – A randomized controlled trial. *Frontiers in psychiatry* 13: 853497. DOI: https://doi.org/10.3389/fpsyt.2022.853497.

Ötztürk, G. (2023): Imagery: A review. *Psikiyatride Güncel Yaklaşımlar* 15 (3): 488–497. DOI: https://doi.org/10.18863/pgy.1150955.

Owen, J. a. M. J. Hilsenroth (2014): Treatment adherence: the importance of therapist flexibility in relation to therapy outcomes. *Journal of counseling psychology* 61 (2): 280–288. DOI: https://doi.org/10.1037/a0035753.

Padberg, T. (2021): Die Depressions-Falle: Wie wir Menschen für krank erklären, statt ihnen zu helfen. Berlin (S. Fischer).

Petrie, K. J. a. W. Rief (2019): Psychobiological mechanisms of placebo and nocebo effects: Pathways to improve treatments and reduce side effects. *Annual review of psychology* 70: 599–625. DOI: https://doi.org/10.1146/annurev-psych-010418-102907.

Pleiner-Duxneuner, J. (2016): Placebo effects and placebo control in clinical trials. In: M. Müller (ed.): Clinical pharmacology: Current topics and case studies. Basel (Springer International Publishing), pp. 233–243. DOI: https://doi.org/10.1007/978-3-319-27347-1_15.

Raglin, J., A. Szabo, J. B. Lindheimer a. C. Beedie (2020): Understanding placebo and nocebo effects in the context of sport: A psychological perspective. *European journal of sport science* 20 (3): 293–301. DOI: https://doi.org/10.1080/17461391.2020.1727021.

Reeves, R. R., M. E. Ladner, R. H. Hart a. R. S. Burke (2007): Nocebo effects with antidepressant clinical drug trial placebos. *General hospital psychiatry* 29 (3): 275–277. DOI: https://doi.org/10.1016/j.genhosppsych.2007.01.010.

Rief, W., J. Avorn a. A. J. Barsky (2006): Medication-attributed adverse effects in placebo groups: implications for assessment of adverse effects. *Archives of internal medicine* 166 (2): 155–160. DOI: https://doi.org/10.1001/archinte.166.2.155.

Rossi, E. L. (Hrsg.) (2022): Gesammelte Schriften von Milton H. Erickson. Studienausgabe, Band 1–6. Heidelberg (Carl-Auer), 3. Auflage 2022.

Sandler, A. a. J. W. Bodfish (2008): Open-label use of placebos in the treatment of ADHD: a pilot study. *Child: care, health and development* 34 (1): 104–110. DOI: https://doi.org/10.1111/j.1365-2214.2007.00797.x.

Saye, H. (1935): Holy wafers in medicine. *Bulletin of the History of Medicine* (3): 165–167.

Schaefer, M., R. Harke a. C. Denke (2016): Open-Label Placebos improve symptoms in allergic rhinitis: A randomized controlled trial. *Psychotherapy and psychosomatics* 85 (6): 373–374. DOI: https://doi.org/10.1159/000447242.

Schafer, S. M., L. Colloca a. T. D. Wager (2015): Conditioned placebo analgesia persists when subjects know they are receiving a placebo. *The journal of pain* 16 (5): 412–420. DOI: https://doi.org/10.1016/j.jpain.2014.12.008.

Schedlowski, M., P. Enck, W. Rief a. U. Bingel (2015): Neuro-Bio-Behavioral mechanisms of placebo and nocebo responses: Implications for clinical trials and clinical practice. *Pharmacological reviews* 67 (3): 697–730. DOI: https://doi.org/10.1124/pr.114.009423.

Schiele, M. (2024): Der Einfluss von Open-Label-Placebo Interventionen auf das Stresserleben von Studierenden [Masterarbeit]. Freiburg (Albert-Ludwigs-Universität Freiburg).

Schlagowski, J. (2021): Placebos fördern das Konzentrationsempfinden: Der Einfluss induzierter Behandlungserwartungen auf das Erleben affektiver und kognitiver Facetten depressiver Symptomatik [Masterarbeit]. Marburg (Philipps-Universität Marburg).

Schmid, B., R. Lüdtke, H. K. Selbmann, I. Kötter, B. Tschirdewahn, W. Schaffner u. L. Heide (2000): Wirksamkeit und Verträglichkeit eines standardisierten Weidenrindenextraktes bei Arthrose-Patienten: Randomisierte, Placebo-kontrollierte Doppelblindstudie. *Zeitschrift für Rheumatologie* 59 (5): 314–320. DOI: https://doi.org/10.1007/s003930070053.

Schwabe, U., D. Paffrath, W.-D. Ludwig u. J. Klauber (Hrsg.) (2020): Arzneiverordnungs-Report 2020: Aktuelle Daten, Kosten, Trends und Kommentare. Berlin (Springer). DOI: https://doi.org/10.1007/978-3-662-62168-4.

SFB/TRR 289: Die Geschichte der Placeboforschung. Verfügbar unter: https://treatment-expectation.de/entdecken-mitmachen/erwartungen-nutzen/124-die-geschichte-der-placeboforschung [22.11.2024].

Shapiro, D. a. M. Startup (1992): Measuring therapist adherence in exploratory psychotherapy. *Psychotherapy Research* 2 (3): 193–203. DOI: https://doi.org/10.1080/10503309212331332974.

Shapiro, L. a. S. Spaulding (Hrsg.) (2024): Routledge handbooks in philosophy. The Routledge handbook of embodied cognition (Second edition). Routledge. DOI: https://doi.org/10.4324/9781003322511.

Shazer, S. de (1984): The imaginary pill technique. *Journal of Strategic and Systemic Therapies* 3 (1): 30–34. DOI: https://doi.org/10.1521/jsst.1984.3.1.30.
Shazer, S. de (1988): Clues: Investigating solutions in brief therapy. New York (W. W. Norton & Company). [dt. (2022): Der Dreh. Überraschende Wendungen und Lösungen in der Kurzzeittherapie. Heidelberg (Carl-Auer), 15. Aufl.]
Shazer, S. de (2014): Wege der erfolgreichen Kurztherapie. Konzepte der Humanwissenschaften. Stuttgart (Klett-Cotta), 12. Aufl.
Shazer, S. de. (2022): Der Dreh. Überraschende Wendungen und Lösungen in der Kurzzeittherapie. Heidelberg (Carl-Auer), 15. Aufl.
Shazer, S. de u. Y. M. Dolan (2024): Mehr als ein Wunder. Lösungsfokussierte Kurztherapie heute. Heidelberg (Carl-Auer), 9. Aufl.
Shiv, B., Z. Carmon a. D. Ariely (2005): Placebo effects of marketing actions: Consumers may get what they pay for. *Journal of Marketing Research* 42 (4): 383–393. DOI: https://doi.org/10.1509/jmkr.2005.42.4.383.
Simpson, S. a. A. Arntz (2020): Core principles of imagery. In: G. Heath u. H. Startup (ed.): Creative Methods in Schema Therapy. London (Routledge), pp. 93–107. DOI: https://doi.org/10.4324/9781351171847-5.
Turnwald, B. P., J. P. Goyer, D. Z. Boles, A. Silder, S. L. Delp a. A. J. Crum (2019): Learning one's genetic risk changes physiology independent of actual genetic risk. *Nature human behaviour* 3 (1): 48–56. DOI: https://doi.org/10.1038/s41562-018-0483-4.
Usyatynsky, A. (2024): Adjunct goal clarification session to increase early treatment adherence to Cognitive Behavioural Therapy for insomnia. DOI: https://doi.org/10.32920/26052865.v1.
Vîslă, A., M. J. Constantino a. C. Flückiger (2021): Predictors of change in patient treatment outcome expectation during cognitive-behavioral psychotherapy for generalized anxiety disorder. *Psychotherapy* 58 (2): 219–229. DOI: https://doi.org/10.1037/pst0000371.
Watzlawick, P., J. H. Beavin a. D. D. Jackson (2011): Menschliche Kommunikation. Formen, Störungen, Paradoxien. Bern (Hans Huber), 12. Aufl.
Weck, F., F. Grikscheit, M. Jakob, V. Höfling a. U. Stangier (2015): Treatment failure in cognitive-behavioural therapy: therapeutic alliance as a precondition for an adherent and competent implementation of techniques. *The British journal of clinical psychology* 54 (1): 91–108. DOI: https://doi.org/10.1111/bjc.12063.
Weiden, P. J. (2016): Redefining medication adherence in the treatment of schizophrenia: How current approaches to adherence lead to misinformation and threaten therapeutic relationships. *The Psychiatric clinics of North America* 39 (2): 199–216. DOI: https://doi.org/10.1016/j.psc.2016.01.004.
Weiner Davis, M., S. de Shazer a. W. J. Gingerich (1987): Building on pretreatment change to construct the therapeutic solution: an exploratory

study. *Journal of marital and family therapy* 13 (4): 359–363. DOI: https://doi.org/10.1111/j.1752-0606.1987.tb00717.x.

Wernsdorff, M. von, M. Loef, B. Tuschen-Caffier a. S. Schmidt (2021): Effects of open-label placebos in clinical trials: a systematic review and meta-analysis. *Scientific reports* 11 (1): 3855. DOI: https://doi.org/10.1038/s41598-021-83148-6.

Zhou, E. S., K. T. Hall, A. L. Michaud, J. E. Blackmon, A. H. Partridge a. C. J. Recklitis (2019): Open-label placebo reduces fatigue in cancer survivors: a randomized trial. *Supportive care in cancer: official journal of the Multinational Association of Supportive Care in Cancer* 27 (6): 2179–2187. DOI: https://doi.org/10.1007/s00520-018-4477-6.

Über den Autor

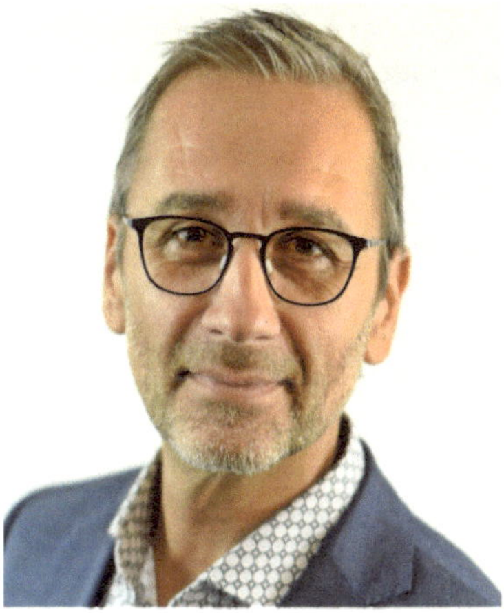

Frederic Linßen, Diplom-Psychologe; Dozent für Systemische Beratung (SG/DGSF), lehrender Supervisor (SG), lehrender Coach (SG); Berater, Coach und Trainer für lösungsfokussierte Kommunikation; Mitbegründer und Leiter des Instituts für lösungsfokussierte Kommunikation (ILK) in Bielefeld und Leiter des Institus für Beratung und Supervision (IBS) in Aachen; Mitinitiator der Bielefelder Ausbildung Systemische Psychotherapie des ABZ & ILK; Erfinder der Changers-Intervention und Mitbegründer von *mind-changers;* seit 2001 in privater Praxis mit Schwerpunkt Coaching und Supervision.

Kontakt: www.mind-changers.de

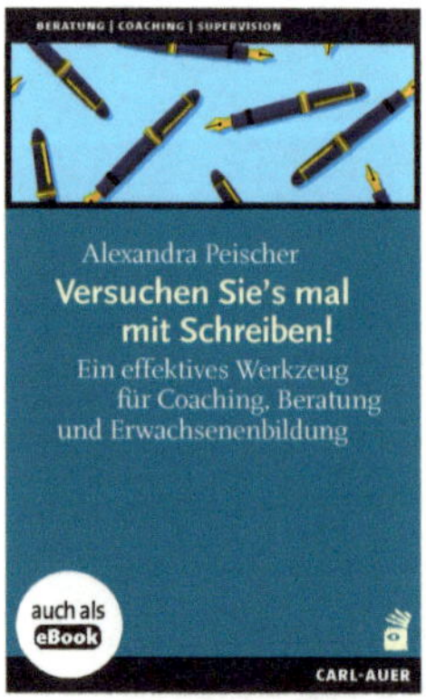
BERATUNG | COACHING | SUPERVISION
Alexandra Peischer
Versuchen Sie's mal mit Schreiben!
Ein effektives Werkzeug für Coaching, Beratung und Erwachsenenbildung
auch als eBook
CARL-AUER